건강을 위한 신의 선물 비타민 B_3

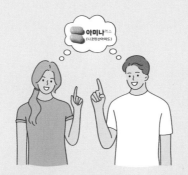

건강을 위한 신의 선물 비타민 B₃

암 예방 치료 효능이 입증된 비타민 B₃의 가이드북

배석철 · 나도선 · 최제용 · 류현모 · 배근영

오엘북스

■ 일러두기
· 본문에 있는 위첨자와 표 속에 있는 숫자는 각 장 뒤에 있는 참고문헌의 번호를 의미
합니다.

머리글_비타민 B$_3$는 삶의 질을 향상시킨다

현대 과학이 눈부시게 발전하면서 인간의 생명을 위협하는 다양한 질병에 대한 이해가 큰 폭으로 확대되었고 덕분에 인간의 수명 역시 크게 늘어났다. 하지만 늘어난 수명에 비례하여 고지혈증, 관절염, 치매, 암 등 성인병도 증가해 오히려 삶의 질이 심각하게 저하되는 새로운 위기에 봉착하게 되었다. 의학계에서는 우리가 당면한 새로운 문제를 해결하기 위하여 다각도로 활발한 연구가 이루어지고 있다.

이 책에서는 저하된 삶의 질을 향상시켜주는 고용량 비타민 B$_3$의 다양한 효능에 대해 소개하려고 한다. 비타민 B$_3$는 비타민 결핍증을 치료하는 물질로 처음 발견되었는데, 최근 연구에서는 고용량으로 복용하였을 때 암, 치매, 고지혈증, 관절염 등을 치료할 수 있음이 속속 밝혀지고 있다. 그런 가능성의 맥락에서 '만약 치료 효과가 있는 이 약물을 미리 복용한다면 다양한 질병에 대해 예방 효과를 얻을 수 있지 않을까?' 하는 질문이 제기되었다.

질병을 치료하는 약물은 대부분 크든 작든 어떤 형태의 부작용을 동반하기 때문에 치료제를 예방 목적으로 사용하는 경우는 현실적으로 거의 없다. 그런데 비타민 B_3는 고용량으로 장기간 복용하여도 부작용이 없다는 장점이 있기 때문에 건강할 때 지속적으로 복용하는 것이 가능하다. 더욱이 최근 비타민 B_3가 암 예방에 효과가 있다는 논문이 추가로 발표되어 이 분야 연구자들의 기대를 모으고 있다.

이 책의 저자들은 비타민 B_3가 인류의 건강을 위해 신이 내린 선물이라고 생각하고 있다. 이미 언급한 것처럼 비타민 B_3가 인류의 삶의 질을 심각하게 위협하는 질병 예방에 효과가 있고, 더욱이 매우 안전해서 장기간 복용이 가능하며, 가격 또한 저렴해 누구든 원한다면 다 복용할 수 있기

건강을 위한 신의 선물 비타민 B_3

때문이다.

안타깝게도 이렇게 놀라운 비타민 B_3의 효능이 아직은 소수 전문가만의 독점 지식으로 남아 있을 뿐 일반인들에게는 거의 알려져 있지 않다. 이 책을 읽는 많은 사람들이 비타민 B_3를 복용하여 건강한 삶을 위해 신이 주신 선물의 혜택과 축복을 고루 누릴 수 있기를 기원한다.

2023년 11월 20일

배 석 철

제1장

생명유지를 위한 필수 영양소 비타민

1. 비타민이란 무엇인가

비타민은 동물의 정상적인 생명유지를 위해 반드시 필요한 물질이다. 그런데 체내에서 만들지 못하는 경우가 많고, 만들 수 있다 해도 충분하지 않아서 생명체가 살아가기 위해서는 반드시 음식이나 비타민제를 통해 섭취해야 한다. 다양한 식품에 함유되어 있는 비타민은 크게 지용성 비타민과 수용성 비타민으로 구분한다. 지금까지 알려진 비타민은 물에 잘 녹고 소변으로 쉽게 배설되는 아홉 가지 수용성 비타민(B_1, B_2, B_3, B_5, B_6, B_7, B_9, B_{12}와 비타민 C)과 물에 잘 녹지 않는 네 가지 지용성 비타민(A, D, E, K)이 있다(그림 1-1).

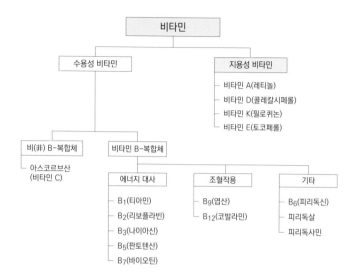

그림 1-1. 비타민의 종류

수용성 비타민은 비타민 B-복합체와 비(非) B-복합체로 구성된다. B-복합체는 에너지 대사에 중요한 B_1(티아민), B_2(리보플라빈), B_3(나이아신), B_5(판토텐산), B_7(바이오틴)이 있고, 또한 조혈작용에 중요한 B_9(엽산)과 B_{12}(코발라민)가 있다. 그 외에도 다양한 기능을 가진 B_6(피리독신), 피리독살, 피리독사민 등이 있다. 지용성 비타민은 비타민 A(레티놀), 비타민 D(콜레칼시페롤), 비타민 K(필로퀴논), 비타민 E(토코페롤) 등이 있다.

2. 비타민 B군

비타민 B는 생체의 에너지 대사에 필수적인 비타민으로 모두 8종(B_1, B_2, B_3, B_5, B_6, B_7, B_9, B_{12})이 있는데 이를 총칭해

건강을 위한 신의 선물 비타민 B_3

B-복합체라 한다. 역사적으로는 20종류 이상의 물질이 비타민 B로 구분되었다. 하지만 후속 연구에서 인간에게 필수적이지 않은 성분이거나, 밝혀진 영양 가치가 없거나, 또는 특정 조건에서 독성을 보이는 성분이 있다고 알려진 것들은 B-복합체에서 제외되었다. 이런 연유로 비타민 B-복합체의 중간 번호들이 공백으로 남게 되었다.

비타민 B는 인체 내에서 생합성되지 않고 저장되지도 않으므로 지속적으로 섭취해야 한다. 만성적인 비타민 B 결핍은 심각한 질환을 일으킨다. 비타민 B_1(티아민) 결핍은 각기병을 일으키고, 비타민 B_2(리보플라빈) 결핍은 설염 및 구내염을 일으키며, 비타민 B_3 결핍은 펠라그라를, 비타민 B_{12} 결핍은 악성 빈혈을 초래한다.

3. 비타민 B_3 결핍증 펠라그라

펠라그라는 비타민 B_3와 단백질 섭취가 장기간에 걸쳐 결핍될 때 발생하는 질환으로 20세기 초반까지도 수많은 사람이 이로 인해 고통을 받거나 사망했다. 펠라그라는 '4D'라고 불리는 네 가지 특징적인 증상이 있는데, 바로 피부염(Dermatitis), 설사(Diarrhea), 치매(Dementia), 사망(Death)이다. 햇빛에 노출되는 피부에 반점이 나타나고, 특히 목 부분 피부가 거칠게 변해 '카잘의 목걸이(Casal's necklace)'라고 불리는 독특한 형태의 피부염이 나타난다. 입과 혀, 소장 점막에 염증으로 인한 부종이 생기고, 신경계에 미치는 영향 또한 매우 커서 정신 혼란, 불안, 정신병 양상을 보이기도 한다.

펠라그라에 관한 첫 기록은 1735년 스페인 의사 가스파르 카잘(Gaspar Casal)이 피부에 발생하는 증상을 기술한 것에서 찾아볼 수 있다. 카잘은 이 질환이 피부의 노출된 부분인 손, 발, 목 부위에 피부염을 일으키며, 주로 저급한 식단과 환경에서 영향을 받는다고 기술했다. 이 질병은 이탈리아에서도 유행하여 1880년까지 10만 명 이상의 펠라그라 환자가 발생하였다. 이탈리아 의사 프란체스코 프라폴리(Francesco Frapolli)가 이 질병을 '펠라그라(pellagra)'라고 명명했는데, '거친 피부'를 의미하는 이탈리아어 'pelle agra'에서 비롯되었다. 19세기 후반까지 펠라그라에 대한 가장 신빙성 있는 가설은 체사레 롬브로소(Cesare Lombroso)의 이론이었다. 그는 펠라그라가 주로 옥수수를 주식으로 하는 지역에서 발생했기 때문에 옥수수에 독성물질이 있거나 옥수수가 질병의 매개체일 것이라고 주장했다.

미국에서는 1902년에 펠라그라 발생이 처음으로 보고되었는데, 미국 역사상 영양 관련 질병 가운데 가장 많은 사망자를 낸 질병으로 기록되고 있다. 특히 미국 남부에서 펠라그라가 유행해 1906년부터 1940년까지 300만 명 이상의 미국인이 펠라그라에 걸렸으며, 그중 10만 명 이상이 사망하였다.

이 시기에 과학계와 학술단체에서는 펠라그라의 원인이 세균이나 알려지지 않은 독성물질일 것이라고 생각하였다. 1914년 펠라그라의 원인을 밝혀내기 위해 미국 최초의 펠라그라 전문병원인 펠라그라병원(The Spartanburg Pellagra Hospital)이 사우스캐롤라이나 주에 설립되었다. 1년 후인 1915년 펠라그라병원 의무국장으로 선임된 조셉 골드버거(Joseph Goldberger)* 박사는 고아원과 교도소, 정신병원에서 펠라그라가 주로 발생한다는 사실에 주목한 결과 이 질환이 영양이 결핍된 식사와 관련이 있을 것으로 추정했다.

또한 그 기관들의 식단에 고기와 우유, 달걀, 대두 등 고단백질 식단을 강화하면 펠라그라가 발생하지 않는다는 사실도 발견했다. 이런 업적 덕분에 골드버거는 미국 임상역학의 영웅으로 사람들의 기억에 길이 남게 되었다.

이후로도 펠라그라의 원인에 대한 연구는 유럽과 미국에서 꾸준히 이루어졌다. 1930년 한스 폰 오일러켈핀(Hans von Euler-Chelpin) 등은 나이아신(니코틴산)이 필수 조효소(助酵素, coenzyme) 역할을 한다고 제안했다. 위스콘신대학 생화학 교수인 콘래드 엘베헴(Conrad Elvehjem)은 1937년 동물의 간에서 나이아신아마이드를 분리해냈다. 물에 녹는 흰색 결정성 분말로 신맛을 띠며 산과 알칼리, 빛과 열, 산소에도 두루 안정성이 있는 물질이었다. 1938년에는 톰 스파이스(Tom Spies) 등이 나이아신 또는 나이아신아마이드로 사람의 펠라그라도 치료할 수 있다는 사실을 발견했

---

* 조셉 골드버거(Joseph Goldburger, 1874~1929)는 비타민 연구학자인 크리스티안 에이크만(Christiaan Eijkman), 프레드릭 홉킨스(Frederick G. Hopkins)와 함께 1929년 노벨생리의학상 공동수상자로 지명되었으나, 안타깝게도 시상식을 앞두고 사망해 생존해 있는 사람만이 수상할 수 있다는 노벨상 규정에 따라 수상자 명단에서 제외되었다.

건강을 위한 신의 선물 비타민 B_3

다. 또한 나이아신과 나이아신아마이드가 같은 기능을 가지고 있음이 알려지게 되었고 두 물질은 비타민 B_3로 명명되었다.

이런 연구에 기반하여 미국에서는 1942년부터 밀가루에 의무적으로 비타민 B_3를 첨가하기 시작했다. 그러자 놀랍게도 불과 2년 만에 펠라그라가 미국에서 완전히 사라졌다. 하지만 캐나다에서는 이런 정책이 시행되지 않았고, 결과적으로 펠라그라가 상당 기간 더 지속되었다.

4. 나이아신, 나이아신아마이드, 비타민 B_3

나이아신과 나이아신아마이드는 불과 14~15개의 원자로 이루어진 매우 단순한 구조의 물질이다(그림 1-2). 구조는 단순하지만 500여 가지 체내 생화학반응에서 없어서는 안 되는 필수 물질이기도 하다.

비타민 B_3는 여러 가지 명칭으로 불리기 때문에 혼선을 피하기 위하여 먼저 이름을 정리해보기로 하자.

나이아신의 원래 화학명은 니코틴산(nicotinic acid)인데 담배의 독성물질인 니코틴(nicotine)과 혼동하는 걸 피하기

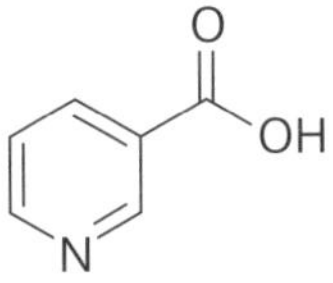

나이아신 C$_6$H$_5$NO$_2$ 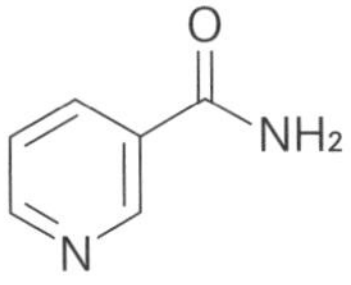　　　　나이아신아마이드 C$_6$H$_6$N$_2$O

그림 1-2. 나이아신과 나아이신아마이드의 분자 구조 비교

위해 니코틴산이라는 이름이 나이아신(Niacin)으로 바뀌었다. 일반적으로 나이아신과 나이아신아마이드를 통칭하는 비타민 B$_3$를 간단히 나이아신이라고 부르는 경우도 있다.

　나이아신아마이드(Niacinamide)는 나이아신의 아마이드(NH$_2$) 형태로서 화학적으로 더욱 안정된 물질이다. 체내에서는 나이아신과 상호 전환된다. 나이아신아마이드와 니코틴산아마이드는 동일 물질에 대한 다른 이름이다.

나이아신 = 니코틴산

나이아신아마이드 = 니코틴산아마이드

이 책에서는 이 다양한 용어들 가운데 나이아신과 나이아신아마이드, 두 가지를 사용한다. 비타민 B_3는 일반적으로 나이아신과 나이아신아마이드의 두 가지 형태를 말한다. 나중에 발견된 나이아신아마이드 리보사이드(niacinamide riboside, NR)도 비타민 B_3에 포함되는데 이 물질들은 생체 내에서 상호 전환된다.

이 세 가지 물질은 모두 NAD(nicotinamide adenine dinucleotide) 또는 NADP(nicotinamide adenine dinucleotide phosphate)로 전환되어 지방산 합성, 스테로이드 합성 등 500가지 이상의 생화학반응에 필수적인 조효소로 작용한다.

5. 고용량 비타민 B_3의 다양한 효능

최근까지도 비타민에 대한 개념은 '비타민이 결핍되면 질병이 발생한다'라는 범주를 벗어나지 못했다. 예를 들면 '하루 10mg 정도의 나이아신이 결핍되면 펠라그라가 발생한다'는 등의 개념이다. 그런데 1950년대부터 캐나다의 아브람 호퍼(Abram Hoffer) 박사를 비롯한 선구적인 의사들이 연구를 통해 고용량 비타민 B_3 섭취(하루 500~1000mg)로 다양한 질병을 예방할 수 있다는 가능성을 제기하기 시작했다. 하지만 그로부터 70여 년이 지난 현재까지도 비타민 연구는 여전히 '비타민 결핍'에 대한 개념이 주를 이루고 있다.

다행히 수년 전부터 고용량 나이아신을 복용하면 노화를 지연시키고 고지혈증을 치료하는 등 '질병 치료 효과'가 있다는 연구 결과들이 발표되기 시작했다. 그럼에도 이 분야 연구는 아직 초기 단계이며 앞으로 더욱 획기적인 발전이 있을 것이라고 기대된다.

지금까지 발표된 고용량 나이아신의 효과는 다음 여섯 가지로 정리된다.

· 암 예방과 치료 효과
· 노화 및 치매 방지 효과
· 면역 증진 효과
· 고지혈증 치료 효과
· 근골격계 강화 효과
· 에너지 대사 촉진 효과

고용량 나이아신의 이런 효과에 대해서는 다음 장에서 더욱 상세히 설명하기로 한다.

이런 효과를 얻기 위해 고용량 나이아신을 섭취하고자 할 경우 나이아신이 풍부한 음식을 먹는 것으로 충분할까?

나이아신은 다양한 식품에 함유되어 있다. 비타민 B_3를 많이 함유하고 있는 식품은 육류 살코기, 육류의 내장(신장, 간), 생선, 조개류, 새우, 유제품, 견과류와 씨앗, 밀 맥아, 밀 제품, 콩류, 푸른 잎채소 등이다.

하지만 이렇게 비타민 B_3가 풍부한 음식을 대량으로 섭취한다고 해도 결과적으로 취하는 나이아신은 수십 mg에 불과하다. 고용량 비타민 B_3(500~1000mg)를 섭취하는 유일한 방법은 비타민 정제를 복용하는 방법뿐이다.

그런데 고용량 비타민을 장기간 복용하면 부작용이 없을까? 고용량 비타민 B_3의 가장 흔한 부작용은 나이아신을 복용하기 시작할 때 생기는 홍조현상이다. 이 증상은 이마에서 시작해 몸 아래쪽으로 진행되며 매우 다양한 강도로 나타난다. 이와 달리 나이아신아마이드를 복용할 때는 이런 홍조현상이 거의 나타나지 않는다. 그래서 종합비타민이나 영양보충제에는 흔히 나이아신아마이드를 사용한다. 하루 수천 mg의 나이아신아마이드를 부작용 없이 장기간 복용할 수 있음을 보고하는 다수의 논문이 발표되고 있다. 한 예로 윌리엄 카우프만(William Kaufman) 박사는 매일 수천 mg의 나이아신아마이드를 관절염 환자에게 장기간 투여하여 부작용 없이 성공적인 치료결과가 있었음을 임상 결과로 보여주었다.

제2장

비타민 B_3의 암 치료 및 예방 효과

1. 암 발병의 위험인자

의료 기술의 발달로 다양한 암 치료제가 속속 개발되고 있지만, 항암제의 심각한 부작용과 치료 후에도 재발 가능성이 높다는 문제는 여전히 해결되지 못하고 있다. 암은 여전히 우리나라 사망 원인 중 1위를 차지하고 있으며, 암으로 인한 사망률 역시 다른 원인에 의한 것보다 빠르게 증가하고 있다(표 2-1).

물론 암환자의 생존율은 해마다 높아지고 있다. 그럼에도 해가 갈수록 전체인구의 암 사망률이 급격히 증가하고 여전히 우리나라 사망 원인 중 암이 첫 번째 자리인 가장

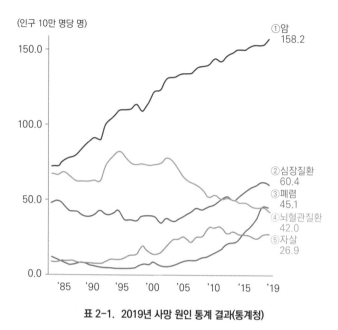

(인구 10만 명당 명)

①암
158.2

150.0

100.0

②심장질환
60.4
③폐렴
45.1
④뇌혈관질환
42.0
⑤자살
26.9

50.0

0.0

'85 '90 '95 '00 '05 '10 '15 '19

표 2-1. 2019년 사망 원인 통계 결과(통계청)

큰 이유는 암환자 숫자가 지속적으로 증가하기 때문이다.
암환자는 왜 계속 증가하는 것일까?

암 발병의 가능성을 높이는 위험인자로는 연기, 미세먼
지 등 환경오염이 알려져 있다.[1] 하지만 무엇보다 암 발병
과 밀접한 관계가 있는 위험인자는 노화이다. 고령화가 급
속히 진행되고 있는 우리나라는 2023년 통계로 65세 이상

건강을 위한 신의 선물 비타민 B₃

노인이 950만 명으로 전체 인구의 18.4%에 이르렀다. 노화가 진행되면 암 발병률도 급격히 증가하는데 10대의 암 발병률을 기준으로 할 때 60대가 되면 약 120배로 증가하고, 70대가 되면 170배에 이른다. 이로부터 인구 고령화가 암 발병률 증가의 직접적 원인이 되고 있음을 알 수 있다 (표 2-2).

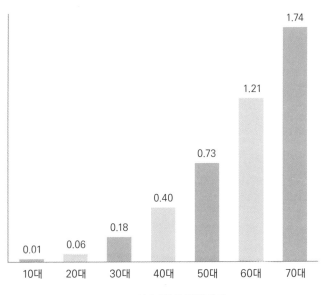

표 2-2. 연령대별 암 발병률(%)

2. 암은 어떻게 발병하는가

암은 일단 발생하면 치료가 대단히 어려운 질병이기 때문에 할 수만 있다면 암에 걸리지 않는 것이 최선의 방법이다. 그렇다면 어떻게 해야 암을 예방할 수 있을까? 이를 위해서는 먼저 암이 발병하는 원리를 이해하여야 한다.

그림 2-1은 정상세포가 암세포로 전환되는 과정을 간단히 도표화한 것이다. 이 도표가 표현하는 핵심은 다음과 같다. 암 발병은 암유전자의 활성화에 기인한다. 그러나 정상세포에서는 암유전자가 활성화된 세포를 생체 방어체계가 사멸시키므로 암이 발생하지 않는다. 정상세포에서 우연히 방어체계가 붕괴되면 암유전자의 활성화에 의해 암이 발생하게 된다.

현대의 암 치료 전략은 분자표적 치료요법(molecular target therapy)으로 요약할 수 있는데 이 전략은 활성화된 암유전자를 약물로 억제함으로써 암을 치료하는 전략이다. 암종에 따라 각기 다른 암유전자가 활성화되기 때문에 각각의 암유전자를 억제하는 다양한 항암제가 개발되어 있다. 예를 들면 약 20%의 비소세포폐암에서는 EGFR이라는 암

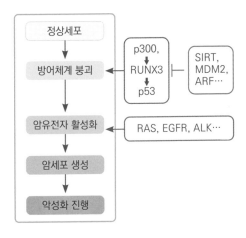

그림 2-1. 정상세포가 암세포로 전환되는 과정

유전자가 활성화되어 있는데 이 암유전자를 억제하는 항암제로 '이레사(Iressa)', '타세바(Tarceva)' 등이 개발되어 환자 치료에 사용되고 있다.

　만약 건강한 사람이 미리 '이레사'를 장기간 복용한다면 언젠가 발생할 수도 있는 EGFR 암유전자 활성화에 의한 비소세포암의 발병을 예방할 수 있지 않을까? 그러나 이는 다음과 같은 두 가지 이유로 현실적으로 실행 불가능하다.

　첫째, 모든 암유전자들은 다양한 정상세포에서 중요한

역할을 수행하는 유전자여서 이를 억제하는 약물 복용은 필연적으로 다양한 부작용을 일으키게 된다. 생명을 위협받는 암환자라면 이러한 부작용을 무릅쓰고라도 항암제를 복용해야겠지만, 건강한 사람이 암을 예방하기 위하여 심각한 부작용을 동반하는 약을 장기간 복용할 수는 없는 일이다. 둘째, 암을 유발하는 암유전자가 RAS, ALK 등 수백 종에 이르기 때문에 어떤 암유전자 억제제를 미리 복용해야 할지 알 수가 없다.

3. 암 예방은 가능한가

그렇다면 암을 예방할 방법은 없는 것일까? 그림 2-1에서 방어체계가 정상적으로 작동하면 암유전자가 활성화된 세포가 사멸되어 암을 일으키지 못한다는 점에 주목하자. 세포 내 암화 방어체계는 놀라운 특징을 가지고 있는데, 수백 종에 이르는 다양한 암유전자 활성화를 소수의 방어체계가 감시하고 있다는 점이다. 특히 p300, RUNX3, p53으로 구성된 방어체계(일명 p53 암화 방어체계)는 대부분의 암유전자 활성화를 감시하는 중심 암화 방어체계이다.

'p53 암화 방어체계' 하나를 강화함으로써 수많은 암유전자 활성화에 의한 암 발병을 억제할 수 있다는 것이 이미 학계에 정설로 확립되어 있다.

그림 2-1에서 'p53 암화 방어체계' 강화제 발견을 위한 중요한 힌트를 발견할 수 있는데 바로 정상세포에서 몇 가지 효소들이 'p53 암화 방어체계'를 억제하고 있다는 점이다. 이러한 현상은 'p53 암화 방어체계'가 비정상적으로 강화되면 반드시 필요한 정상세포의 분열까지 차단되기 때문에 이를 적절히 조절하기 위한 장치로 이해되고 있다. 그러므로 이러한 암화 방어체계를 억제하는 효소의 기능을 약화시킬 수 있다면 암화 방어체계를 강화할 수 있음을 예상할 수 있다.

그러므로 '암의 예방이 가능한가?'라는 질문에 대한 답변은 '이론적으로는 가능하다'이다. 남은 문제는 '장기간 복용해도 부작용 없이 암화 방어체계를 강화할 수 있는 물질이 존재하느냐'는 점이다. 그런데 부작용 없는 암화 방어체계 강화제의 발견은 어쩌면 고양이 목에 방울을 다는 것과 같은 문제일 수도 있다. 인간이 개발한 모든 약은 다

소간 부작용을 동반하는데, 특히 항암제는 부작용이 심각하기 때문이다.

4. 부작용 없는 암 치료제와 암 예방제

그림 2-1을 살펴보면 부작용 없는 암화 방어체계 강화제 발견을 위한 중요한 힌트를 찾을 수 있는데, 바로 써트 (SIRT)를 억제하면 암화 방어체계가 강화될 수 있음을 주목할 필요가 있다. 아래에 수록한 표 2-3은 알려진 써트 억제제들의 유효 농도를 요약한 것이다. IC_{50}(mmol/L)은 효소 활성을 절반으로 억제할 수 있는 물질의 농도로서 이 값이 작은 물질일수록 효과적인 억제제이다.

표 2-3. 써트 억제제들의 유효 농도

써트 억제제	IC_{50}(mmol/L)	참고문헌
나이아신아마이드	1.2	2
Tenovin-D3	21.8	3
Salermide	45.0	2
Cambinol	59.0	4
Sirtinol	103.4	2

건강을 위한 신의 선물 비타민 B_3

표 2-3의 Tenovin-D3, Salermide, Cambinol, Sirtinol은 인간이 개발한 써트 억제제들로 현재 항암제로 개발하기 위하여 연구되고 있는 물질들이다. 반면에 나이아신아마이드는 자연계에서 생명체가 이미 오랫동안 사용해온 물질이다. 그런데 놀랍게도 위 표에 포함된 물질을 비롯해 인간이 디자인한 써트 억제제들보다 자연이 디자인한 나이아신아마이드가 더 효과적으로 써트를 억제할 수 있다.

더욱 놀라운 점은 인간이 디자인한 써트 억제제들이 심각한 부작용을 동반하는 데 비하여 나이아신아마이드는 고용량을 장기간 복용하여도 부작용이 거의 없음이 잘 알려져 있다는 사실이다(한국 식약처는 나이아신아마이드 복용을 하루 1g까지 허용하고 있다). 그러므로 부작용 없는 나이아신아마이드가 허용 용량 범위 내에서 항암 효능을 가진다면 암 예방제가 가져야 할 필수조건을 모두 충족하는 이상적인 암 예방제가 될 수 있을 것이다.

5. 나이아신아마이드의 암 치료 효능(동물실험)

그렇다면 나이아신아마이드는 실제로 항암 효능을 가지고

있는 것일까? 다양한 동물 암 모델에서 나이아신아마이드의 탁월한 항암 효능이 확인되어 있다. 아래에 동물에게 발생한 다양한 암에 대하여 나이아신아마이드가 치료 효능을 가진다는 연구 결과를 정리하였다(표 2-4).

표 2-4는 나이아신아마이드의 탁월한 암 치료 효능을 분명하게 보여주는 한 예로서 방광암에 대한 연구 결과를 간단히 제시한 것이다.[8]

표 2-5의 그래프는 발암물질(BBN)에 의하여 6개월 후 발생한 방광암의 성장이 나이아신아마이드 투여 용량에 비례하여 현저하게 감소함을 보여주고 있다(최대 용량에서 나이아신아마이드는 방광암의 성장을 약 10분의 1로 감소시켰다).

표 2-4. 나이아신아마이드가 치료 효능을 보인 암

암의 종류	참고문헌
피부암	5
폐암	6
소장암	7
방광암	8
간암	9

건강을 위한 신의 선물 비타민 B_3

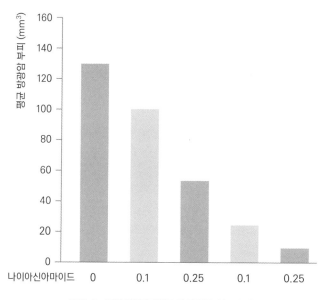

표 2-5. 나이아신아마이드의 방광암 치료 효과

부작용이 없는 나이아신아마이드가 이렇게 강력한 항암 효과를 가진다는 사실은 거의 기적과 같은 일이다.

그림 2-2는 나이아신아마이드의 탁월한 암 치료 효능을 분명하게 보여주는 다른 한 예로서 간암에 대한 연구 결과를 간단히 제시하였다.[9] 위쪽 세 개의 사진은 발암물질 (DEN)에 의하여 6개월 후 발생한 간암을 보여준 것이다.

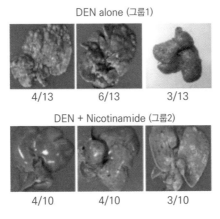

DEN alone (그룹1)

4/13 6/13 3/13

DEN + Nicotinamide (그룹2)

4/10 4/10 3/10

그림 2-2. 나이아신아마이드의 간암 치료 효과

13마리의 생쥐를 사용하였으며, 간암의 진행 정도에 따라 왼쪽부터 오른쪽으로 배열되어 있다. 상단 좌측 4마리의 간암은 아직 초기 단계이지만, 중앙과 우측의 9마리 생쥐의 간암은 심하게 진행되어 있다. 아래쪽 사진은 발암물질 투여 후 나이아신아마이드를 복용시킨 생쥐의 간을 보여준 것이다. 나이아신아마이드를 복용한 생쥐 10마리 중 4마리 생쥐의 간에서는 암 병변이 전혀 발견되지 않았으며, 나머지 생쥐에서도 간암은 초기단계에 머물러 있을 뿐이다. 이 결과는 나이아신아마이드의 간암에 대한 탁월한 항암 효능을 보여주고 있다.

6. 나이아신아마이드의 암 치료 효능(임상실험)

그렇다면 나이아신아마이드는 인간의 암에도 항암 효능을 가지고 있는 것일까? 이 질문에 대한 답은 '그렇다'이다. 먼저 기존의 암 치료요법에 대한 보조제로서 나이아신아마이드의 효능을 살펴보자.

방사선 암 치료요법은 다양한 암에 대해 광범위하게 적용되고 있지만 심각한 부작용이 야기된다는 문제를 안고 있다. 그런데 고용량(하루 500mg) 나이아신아마이드 복용에 의하여 방광암, 후두암, 폐암, 유방암 등의 다양한 암에 대한 방사선 치료요법의 부작용이 현저히 감소하고 치료 효과가 증진된다는 결과가 보고되었다.[10, 11, 12]

거의 모든 종류의 암에 있어서 수술 및 방사선 치료 후 암의 재발은 환자의 생명을 위협하는 심각한 문제이다. 재발 가능성을 감소하기 위하여 수술 및 방사선 치료 후 항암 치료를 병행하는 경우가 많은데, 이 경우 환자는 항암제의 부작용으로 고통을 받게 된다. 그런데 나이아신아마이드의 장기 복용은 유방암 방사선 치료 후 재발 방지에도 탁월한 효과가 있음이 보고되었다.[13] 나이아신아마이드의 유방암 외 다른 암에 대한 방사선 치료 후 재발 방지 효과는 아직 보고된 바 없지만, 이론적으로 유방암의 경우와 유사한 효과가 있을 것으로 예상하고 있다.

나이아신아마이드의 항암 효능이 가지는 의미를 이해하기 위해서는 현대 의학의 꽃이라 불리는 표적항암제의 한계를 먼저 알 필요가 있다. 표적항암제는 암 발병의 원인이 되는 과도한 암유전자의 활성을 억제함으로써 암을 치료하고자 하는 약물이다. 이러한 표적항암제는 단기적 암 치료에는 크게 성공하고 있지만, 대부분 두 가지의 큰 문제점이 나타나고 있다. 첫째는 환자가 감내하기 어려운 약물 부작용이다. 이는 표적항암제의 표적이 되는 암유전자가 정상세포에서도 중요한 기능을 수행하고 있는데 이러한 기능까지 표적항암제에 의해 억제되기 때문이다. 둘째는 거의 대부분의 표적항암제는 단기적 암치료 효과만 가질 뿐 장기적 치료효과는 가지고 있지 못한다는 점이다. 이는 표적항암제에 의한 항암 치료 후 암이 대단히 높은

건강을 위한 신의 선물 비타민 B$_3$

확률로 재발하는 현상 때문인데, 이러한 현상을 설명하는 다양한 이론이 존재하지만 널리 받아들여지는 이론은 아직 수립되지 못하고 있다.

　최근 활발히 개발되고 있는 면역항암제도 역시 유사한 문제점들을 안고 있다. 이러한 문제점들 때문에 근치적 절제가 불가능한 암에 있어 고전적인 세포독성 항암제에 더불어 최근 분자적 표적항암제 및 면역항암제의 개발이 활발하게 이루어지고 있다. 하지만 이 약제들의 평균 수명 연장효과 및 사망위험 감소효과는 아직 만족스럽지 못한 단계이다. 이러한 상황에서 최근 저자를 포함한 국내 연구진이 나이아신아마이드의 항암 효능에 관한 획기적인 임상시험 연구결과를 발표하였다.[14] 이 연구에서는 4기 폐암 환자 110명을 대상으로 한 임상시험(Amina-X 프로젝트)을 통하여 표적항암제 치료를 받는 여성 암환자 또는 비흡연 암환자의 평균 생존기간을 나이아신아마이드 1g의 경구투여로 1년 이상 추가로 연장할 수 있으며, 사망 위험은 거의 절반으로 줄일 수 있음을 밝혔다. 부작용 없는 암치료법 연구에 있어서 기념비적 성과로 평가받게 될 논문의 표지

CLINICAL CANCER RESEARCH | CLINICAL TRIALS: TARGETED THERAPY

Nicotinamide in Combination with EGFR-TKIs for the Treatment of Stage IV Lung Adenocarcinoma with EGFR Mutations: A Randomized Double-Blind (Phase IIb) Trial

Hyung-Joo Oh[1], Suk-Chul Bae[2], In-Jae Oh[1], Cheol-Kyu Park[1], Kyoung-Mi Jung[2], Da-Mi Kim[2], Jung-Won Lee[2], Chang Kyun Kang[3], Il Yeong Park[3], and Young-Chul Kim[1]

Clinical Cancer Research 2024 Apr 15;30(8):1478-1487.

그림 2-3. 나이아신아마이드(Nicotinamide의 다른 명칭)의 항암효능 임상시험 결과를 보고한 논문

를 그림 2-3에 제시하였다.

논문에 발표된 연구 중 가장 중요한 결과를 간단히 소개하면 다음과 같다. 표 2-6에서 빨간색 선은 여성 폐암 환자에게 표적항암제(이레사 또는 타세바)만 투여한 경우 생존 커브이다(평균 생존기간 약 30.1개월). 보라색 선은 여성 폐암 환자에게 표적항암제와 나이아신아마이드를 병용투여한 경우 생존 커브이다(평균 생존기간 약 43.4개월). 표적항암제 치료를 받는 환자의 평균 생존기간이 비타민 B_3의 병용투여에 의해 약 13.3개월 연장되었음을 보여주는 결과이다. 이 표에서 특히 강조할 점은 나이아신아마이드에 의한 암환자의 사망위험 감소효과이다. 표적항암제만 투여한 그룹환자들의 5년 후 생존율은 10% 미만이었으나 나이아신아마이드를 병용투여한 암환자의 5년 후 생존율은 30% 이상으로 증가하였다. 이러한 통계 분석 결과는 비타민 B_3에 의해 암환자의 사망위험이 절반으로 감소하였다고 해석된다. 남녀를 포함한 비흡연자 그룹에서도 유사한 결과가 관찰되었다. 본 연구의 통계적 신뢰도는 99%이다 (p value=0.01).

부작용 없이 암환자의 평균 생존기간을 1년 이상 연장하고 사망위험은 절반으로 감소시키는 나이아신아마이드의 이러한 기적 같은 항암 보조효능은 표적항암제가 가지

표 2-6. 나이아신아마이드의 항암 보조효능을 보여주는 임상시험 연구결과(OS = Overall survival; Nicotinamide=나이아신아마이드)

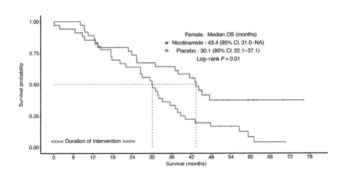

고 있던 기존의 한계를 확실히 돌파한 것이다.

그렇다면 폐암 환자에서 관찰된 나이아신아마이드의 항암 보조효능을 다른 암의 항암치료에도 확대 적용할 수 있을까? 이러한 질문에 분명한 대답을 얻기 위해서는 각각의 암에 대한 추가 임상시험이 수행되어야 하며, 그 결과는 아마도 10년 후에나 얻을 수 있을 것이다. 만약 현시점에서 이러한 질문에 대답을 얻고자 한다면 나이아신아마이드의 확대 적용 가능성이 대단히 크다고 말할 수 있다. 그 근거는 나이아신아마이드가 부작용 없이 항암 보조효능을 가지는 원리가 암세포 내에서 기능이 저하된 암억제 유전자 RUNX3의 기능을 강화하기 때문이라는 점에서 찾을 수 있다.[8] RUNX3는 세포의 삶과 죽음을 결정하는 유전자로서 이 유전자의 기능이 저하되면 분열해서는 안 되는 세포가 분열하고 죽어야 할 세포가 죽지 않게 되어 암이 발병하게 된다.[15] 일단 암이 발병한 후에도 RUNX3 기능이 복원되면 세포는 올바른 삶과 죽음의 판정을 받게 되어 암세포만 선별적으로 사멸되게 된다.[15] 그런데 RUNX3는 폐암뿐 아니라 위암, 대장암, 간암, 방광암, 췌장암, 유

건강을 위한 신의 선물 비타민 B_3

방암 등 다양한 암에서 기능이 저하되어 있기 때문에[16] RUNX3의 기능을 강화할 수 있는 나이아신아마이드의 항암 보조효과는 RUNX3 기능이 저하된 이러한 다양한 암에 폭넓게 적용될 수 있을 것으로 기대할 수 있다.

7. 나이아신아마이드의 암 예방 효능(임상시험)

앞에서 기술한 것처럼 나이아신아마이드는 부작용 없이 항암 활성을 가지므로 암에 걸리기 전에 미리 나이아신아마이드를 복용하면 암을 예방할 수 있을 것으로 예상할 수 있다. 그러나 실제로 특정 물질을 복용하여 인간의 암을 예방할 수 있는지는 임상시험을 통하지 않고는 확신할 수 없는 일이다.

특히 암의 예방 효과를 확인하고자 하는 임상시험은 수많은 정상인이 암에 걸릴 때까지 장기간 추적해야 하므로 현실적으로 대단히 어려운 일이다. 이러한 임상시험이 가능한 유일한 암은 피부암이다. 대부분의 피부암은 피부염으로 시작하여 발전하는데, 피부염 환자를 모집하여 육안으로 관찰된 피부염이 약물 투여에 의해 피부암으로 발전이 억제되는지를 관찰함으로써 피부암 예방 효과에 대한 임상시험을 할 수 있기 때문이다. 최근 오스트레일리아의 한 그룹은 수백 명을 대상으로 한 3상 피부암 예방 임상시험에서 하루 500~1000mg의 나이아신아마이드 복용으로 약 25~30%의 피부암 예방 효과를 거둘 수 있음을 증명하고, 그 결과를 최고 권위 의학학술지 《뉴잉글랜드 의학저널 *New England Journal of Medicine, NEJM*》에 발표하였다.[17]

세간에는 암을 예방할 수 있는 천연물이나 약물이 이미 많이 개발되어 있다고 알려져 있는데, 이들의 암 예방 효능이 임상시험으로 확인된 것은 아니다. 사실 이러한 물질들을 인간에게 적용할 때 어느 정도 용량에서 어떤 효과가 있는지, 그리고 그 용량에서 부작용은 없는지에 대한 연구는 대단히 빈약한 실정이다. 일반적으로 천연물은 부작용 없이 안전하다고 생각하는 경향이 있지만, 독약 중에도 천연물에서 얻어진 물질이 많으며 대부분의 천연물도 장기간 고용량을 복용하면 부작용을 보인다. 게다가 예방제의 경우는 효능을 가지는 것보다 부작용이 없는 것이 더욱 중요하다. 즉 암 예방 물질이 연구 수준에서는 많이 개발되

건강을 위한 신의 선물 비타민 B₃

어 있지만, 현재 암 예방 효과가 임상시험으로 증명된 물질은 나이아신아마이드가 유일하다. 암 예방 연구에 있어서 기념비적 성과로 평가받게 될 논문의 표지를 그림 2-4에 제시하였다.[17]

비록 피부암 하나에서만 임상시험이 수행되었지만, 나이아신아마이드의 암 예방 효과는 피부암뿐 아니라 방광암, 간암, 폐암, 소장암 등 다양한 모델의 동물실험에서 수십 편의 논문으로 보고되어 있다. 나이아신아마이드의 암 예방 효과가 피부암뿐 아니라 다양한 암에 폭넓게 적용될 수 있음을 예상할 수 있는 내용이다. 그러나 피부암 말고

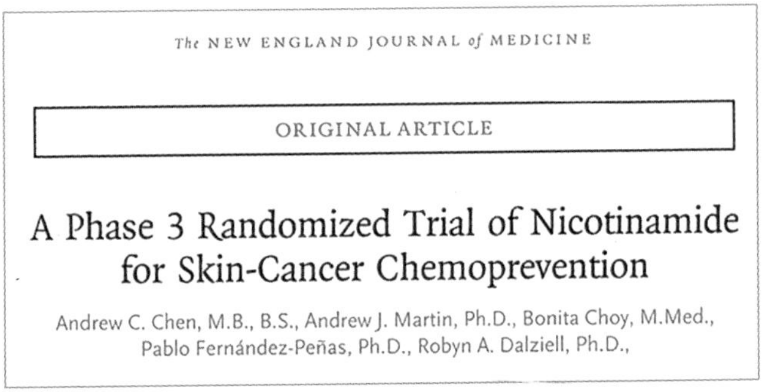

The NEW ENGLAND JOURNAL *of* MEDICINE

ORIGINAL ARTICLE

A Phase 3 Randomized Trial of Nicotinamide
for Skin-Cancer Chemoprevention

Andrew C. Chen, M.B., B.S., Andrew J. Martin, Ph.D., Bonita Choy, M.Med.,
Pablo Fernández-Peñas, Ph.D., Robyn A. Dalziell, Ph.D.,

그림 2-4. 나이아신아마이드(Nicotinamide의 다른 명칭)의 암 예방 효능 임상시험 결과를 보고한 논문 표지

다른 암의 예방 효능에 대한 임상시험이 가까운 장래에 실현되기는 어려운 실정이다.

비타민의 일종인 나이아신아마이드 복용으로 암에 걸릴 확률을 4분의 1 이상 감소시킬 수 있다는 최신 임상시험 결과는 오랫동안 나이아신아마이드의 암 예방 효과에 대한 연구를 해온 필자들에게도 놀라운 뉴스이다.

다양한 암에서 후생유전학적 유전자 변형이 대단히 빈번히 관찰되고 있다. 후생유전학적 유전자 변형이란 염기서열의 변화 없이 유전자의 3차원 구조 변화로 인한 유전자 발현 변화를 의미한다. 이에 수많은 다국적 제약회사들은 후생유전학적 조절을 통한 항암제를 개발하기 위해 많은 노력을 기울이고 있다. 나이아신아마이드에 의한 RUNX3 기능활성화 효과도 이러한 후생유전학적 조절을 통한 것이다. 부작용 없는 후생유전학적 유전자 발현 조절제로서 나이아신아마이드의 항암 효능이 밝혀졌음에도 불구하고 다수의 제약회사에서 아직도 부작용을 동반하는 후생유전학적 유전자 발현 조절기능을 가진 신물질로 항암제를 개발하려고 노력하는 이유는 무엇일까? 아마도 이

윤을 추구하는 기업이 고가에 독점적으로 판매할 수 있는 물질이 아니면 천문학적 금액의 신약 개발 비용을 투자하기 어렵기 때문일 것이다. 이러한 현실은 우리 사회의 구조적 문제일 뿐 나이아신아마이드의 탁월한 암 예방 및 치료 효능이 부정되는 것은 아니다. 약 20년 전 저자는 나이아신아마이드의 항암활성을 처음 발견하고 이를 항암제로 개발하기 위하여 다수의 제약회사와 접촉한 적이 있었다. 이 회사들은 모두 나이아신아마이드의 화학적 구조를 변형하여 특허로 보호받을 수 있는 신물질로 만들어 항암제로 개발할 것을 제안하였다. 나이아신아마이드는 생명현상의 조화를 유지하는 중요한 역할을 하는 물질로서 안전하게 암의 예방과 치료효과를 거둘 수 있는데, 만약 이를 변형시킨다면 그 물질의 효능이 높아질 수는 있겠지만 부작용 또한 비례하여 증가할 것이다. 또한 가격 역시 수십 배 이상 높아질 수밖에 없다. 저자는 안전하게 암 예방과 치료에 도움을 줄 수 있는 약을 누구나 값싸게 구할 수 있기를 원하였기 때문에 이러한 제안을 모두 거절하였다.

8. 참고문헌

1. 박선철 · 김동욱 · 박지은 · 김정주 · 이선민. 연구보고서 2016-20-003, 국민건강 보험 일산병원 연구원

2. B. Peck et al., *Mol. Cancer Ther.* 9, 844 (2010)

3. A.R. McCarthy et al., *Mol. Cancer Ther.* 12, 352 (2013)

4. B. Heltweg et al., *Cancer Res.* 66, 4368 (2006)

5. Ludwig et al., *Cancer Res.* 15;50(8):2470 (1990)

6. Kim et al., *Mutat Res.* 199(1):55-6 (1988)

7. Pamukcu et al., *Nutr Cancer.* 3(2):86-9 (1981)

8. Kim et al., *J Urol.* 185(6):2366-75 (2011)

9. Park et al., *J Cell Physiol.* 227(3):899-90 (2012)

10. Nikas et al., *Biomolecules.* 20;10(3):477 (2020)

11. Bernier et al., *Oncol.* 52(2):149 (1999)

12. Rojas et al., *Int J Radiat Oncol Biol Phys.* 15;34(2):357-65 (1996)

13. Dell'Omo et al., *Oncotarget.* 17;10(53):5495-5496 (2019)

14. Hyung-Joo Oh et al., *Clinical Cancer Research* 30(8):1478-1487 (2024)

15. Lee et al., *Nature Communications.* 10(1):1897-1917 (2019)

16. Ito et al., *Nature Review Cancer.* 15(2):81-95 (2015)

17. Chen et al. *N Engl J Med.* 22;373(17):1618-26 (2015)

제3장

비타민 B$_3$의 노화 방지, 치매 방지 효과

지난 50여 년간 경제발전과 현대의학의 눈부신 발달로 많은 질병이 치료 가능해지고 나아가 예방할 수도 있게 되었다. 그 결과 인류의 평균수명은 20여 년이나 늘어났다. 한국의 경우도 1970년에 62.3세에 불과했던 평균수명이 2019년에는 83.3세가 되었다. 현재 한국의 100세 이상 인구는 남자 5,423명, 여자 16,697명으로 총 22,110명에 달한다(2021년 2월 26일 기준). 하지만 이렇게 수명이 증가되었음에도 질병이 없는 기간을 의미하는 '건강수명'에는 큰 변화가 없다(표 3-1). 건강수명 통계를 작성하기 시작한 2012년 이후만 보더라도 2012~2018년 기대수명은 80.87

표 3-1. 한국인의 연도별 평균 기대수명과 건강수명

연도	기대수명	건강수명
2012	80.87	65.7
2014	81.8	65.2
2016	82.4	64.9
2018	82.7	64.4

세에서 1.83세가 늘어 82.7세가 되었지만, 건강수명은 65.7세에서 64.4세로 오히려 1.3세가 줄어들었다.[1]

건강하게 장수할 방법은 없는 것일까? 잘 알려진 것처럼 균형 잡힌 식사와 다양한 신체활동, 그리고 적극적인 사회활동 등이 장수에 도움이 된다. 그렇다면 건강 장수를 돕는 건강식품에는 어떤 것이 있을까?

1. 노화 연구의 시발점이 된 나이아신과 나이아신아마이드

나이아신 연구의 개척자인 아브람 호퍼 박사는 정신과 의사로 1950년대부터 50년 넘게 나이아신을 사용해 환자들을 치료해 왔다. 나이아신은 상당히 많은 조현병(Schizo-

건강을 위한 신의 선물 비타민 B$_3$

phrenia) 환자에게 극적인 효과가 있었다. 그저 비타민 B_3인 나이아신을 고용량으로 썼을 뿐인데 조현병 환자들이 완치된 것이다. 호퍼 박사는 나이아신이 효과가 있는 것을 볼 때 이 환자들의 조현병 원인이 나이아신의 결핍 때문이었을 것으로 추정했다. 그 무렵 호퍼 박사는 캐나다 리자이나에 있는 서스캐처원대학의 정신과 교수로 재직하면서 나이아신을 사용해 조현병 환자들을 치료하고, 노쇠증(senility)을 앓고 있는 연로한 환자들도 치료하고 있었다.

당시는 영양 결핍으로 인한 비타민 B_3 부족으로 펠라그라 질환 환자들이 많았는데, 그들 중에는 조현병을 앓는 환자들도 많았다. 그런데 신기하게도 펠라그라 치료를 위해 나이아신을 복용하자 펠라그라가 나으면서 조현병도 함께 치료가 되었다. 물론 나이아신이 모든 조현병을 치료한 것은 아니었다. 당시는 조현병을 치료하는 약이 따로 없었고, 전기자극을 주는 등의 요법을 사용했지만 별 효과가 없는 상황이었다. 그런데 놀랍게도 조현병 환자 중 상당수가 나이아신 고용량 요법으로 깨끗이 치료가 된 것이다. 펠라그라 질환이 없는 조현병 환자들도 나이아신 고용량 요법을 쓰면 경과가 좋았다. 호퍼 박사는 조현병 환자를 치료하기 위해 나이아신 치료법을 광범위하게 사용했다.

나이아신이 고지혈증 환자 치료에도 효과가 있다는 사실은 우연한 계기로 발견되었다. 1954년 호퍼 박사는 심한 잇몸 부종과 출혈을 겪었는데 치과에서 이런저런 치료를 받는데도 아무 소용이 없었다. 병이 더 진행되면 머잖아 치아를 전부 다 뽑아야 한다는 지경에 이르렀다. 그즈음 호퍼 박사는 매 식후 나이아신 1g을 복용하여, 하루 총 3g을 복용하기 시작했다. 나이아신의 조현병 치료 효과는 매우 좋았지만 환자들 중 상당수가 부작용으로 피부 홍조현상(flushing)을 호소하고 있었다. 시간이 지나면서 홍조현상은 사라졌지만 환자들이 겪는 불편감을 직접 경험해 보기 위해 그가 직접 나이아신을 복용해 본 것이다.

2주일쯤 지났을 때 그는 잇몸 출혈이 멈추었다는 것을 깨달았다. 놀랍고 기쁜 마음으로 치과를 찾아간 그에게 의사는 잇몸 부종이 다 나았다는 진단을 내렸다. 지긋지긋하던 잇몸 출혈이 씻은 듯이 나았다는 것이다! 치과의사도 놀라움을 금치 못했다. 정말 전혀 뜻하지 않은 발견이었

다. 호퍼 박사는 나이아신이 잇몸 조직의 재생을 활성화해
병이 나았다고 생각했다.

몇 달 후 호퍼 박사는 서스캐처원대학 해부학과 과장인
루돌프 알트슐(Rudolf Altshchul) 박사의 전화를 받았다. 그
는 동맥경화증(arteriosclerosis)을 일으킨 토끼를 대상으로
동맥경화 치료법을 찾는 연구를 하고 있었다. 호퍼 박사는
나이아신이 자신의 잇몸 출혈을 멈추게 한 경험을 얘기했
다. 당시는 동맥경화가 어떤 기전에 의해 일어나는지 아직
연구되어 있지 않은 때였다. 두 사람은 토론 끝에 혈관 내
벽에 지방질이 달라붙으면 염증이 일어나고 이를 빨리 재
생시키지 못하면 여기에 지방질이 더 많이 달라붙어 동맥
경화를 일으킬 수 있을 것이라고 추정했다. 그리고 만일
나이아신이 혈관벽의 염증을 치료할 수 있다면 동맥경화
치료에도 효과가 있을 것이라는 가설을 세웠다.

알트슐 박사는 곧바로 동맥경화증을 앓고 있는 토끼에
게 나이아신을 먹이는 연구에 착수했다. 놀랍게도 불과 며
칠 만에 토끼의 혈중 콜레스테롤 농도가 정상으로 돌아왔
다. 사상 최초로 혈중 콜레스테롤 농도를 낮출 수 있는 물

질을 발견한 것이었다.

그렇다면 사람도 나이아신 복용으로 혈중 콜레스테롤 농도를 낮출 수 있을까? 많은 환자들이 동맥경화증으로 고생하고 심지어 목숨을 잃는 일도 많았으므로 이는 당연한 질문이었다. 호퍼 박사는 리자이나시립병원(Regina General Hospital)에서 동맥경화증 환자를 치료하고 있는 병리학자 제임스 스티븐(James Stephen) 박사에게 공동연구를 제안해 바로 임상연구에 들어갔다. 나이아신은 피부 홍조현상 이외에는 다른 부작용은 전혀 없는 비타민이므로 동맥경화증 환자들에게 하루 3g을 복용하게 했다. 나이아신을 복용하기 전에 혈중 콜레스테롤 수치를 측정하고 복용 후 일정 시간이 흐른 뒤 다시 측정하는 간단한 방법이었다. 놀랍게도 나이아신을 복용한 수많은 환자들의 혈중 콜레스테롤 수치가 낮아졌다. 참으로 놀라운 발견이었다! 당시는 혈중 콜레스테롤을 낮추는 약물이 전혀 없는 상황이었다.[2]

참고로, 혈중 콜레스테롤을 낮추는 최초의 약물인 아트로미드-S(Atromid-S: 성분명 클로피브레이트clofibrate)가 시중

건강을 위한 신의 선물 비타민 B$_3$

에 출시된 것은 그로부터 8년이 지난 1963년이었다. 이 약물은 부작용이 발견되어 2002년 시판을 금지했다. 요즘 널리 처방되는 혈중 지질강하제 메바코(Mevacor)는 '로바스타틴(lovastatin)'이라는 물질로 1987년에 출시되었다. 그 후 미국 최고의 병원인 메이요 클리닉(Mayo Clinic)의 윌리엄 파슨스 주니어(William B. Parsons Jr.) 박사와 다른 연구자들도 호퍼 박사의 연구에 주목해 콜레스테롤을 낮추는 치료에 나이아신을 광범위하게 적용하기 시작했다.[3]

캘리포니아대학교 의과대학 그룬디(S. M. Grundy) 박사 팀은 12명의 환자를 대상으로 나이아신의 효과를 연구했다. 1개월 동안 나이아신을 복용한 결과 중성지방(triglycerides)은 52%가 낮아졌고, 나쁜 콜레스테롤인 LDL은 36%가 낮아졌다. 그리고 총 콜레스테롤은 22%가 낮아졌다. 지금까지도 LDL과 중성지방을 동시에 낮추고, 좋은 콜레스테롤인 HDL은 올리는 약물은 나이아신 말고는 없다.[4] 미국국립보건원(NIH)의 에드윈 보일(Edwin Boyle) 박사는 알코올중독자 치료의학회의에서 "10년간 나이아신을 복용하게 한 160명의 관상동맥 환자 가운데 단 6명만이 사망했는데, 만약 나이아신을 복용하지 않았다면 통계적으로 62명이 사망했을 것이다. 나이아신을 복용하는 사람들은 더 오래 살고 더 건강하다."라고 발표했다.[5]

이는 나이아신이 사람의 수명연장에 기여한다는 최초의 발견이었다. 보일의 연구 결과에 고무되어 심근경색 환자 8,341명을 대상으로 15년간 수행된 연구는 혈중 콜레스테롤을 낮추는 것으로 알려진 약물이 과연 수명연장에도 도움이 되는가를 연구한 것이다. 이 연구에 미국 26개 주 53개 병원이 참여했다. 사용된 약물은 나이아신, 클로피브레이트, 에스트로겐, 갑상선호르몬(dextro thyroxine) 등이었다. 환자들은 1966년부터 1975년까지 10년 동안 약물을 복용했다. 에스트로겐과 갑상선호르몬을 복용한 그룹은 심각한 부작용이 발생해 중간에 연구가 중단되었다.

메릴랜드 의료연구소 통계학자인 폴 캐너(Paul L. Canner) 박사팀은 약물 복용 중단 6년 후인 1981년부터 1985년까지 5년간 이 환자들의 사망률을 분석했다. 에스트로겐과 갑상선호르몬은 사망률을 높였고, 클로피브레이드는 아무런 영향이 없었다. 오직 나이아신만이 사망률을 11% 낮추

건강을 위한 신의 선물 비타민 B$_3$

었다.[6] 나이아신 복용 그룹은 위약(placebo) 그룹에 비해 2년을 더 살았다. 이 환자들은 1966년부터 1975년까지 나이아신을 복용했고 1975년 이후에는 나이아신을 끊었다. 호퍼 박사는 "만일 나이아신을 끊지 않고 계속 사용했다면 사망률을 90%까지 낮출 수 있었을 것"이라고 자신의 저서에서 기술했다.[7]

이외에도 다양한 연구 결과가 있었으나 여기서는 2007년 〈뉴욕타임스〉에 실린 기사를 요약해 인용한다. "나이아신을 하루 2g 복용하면 HDL을 35%까지 올리고, LDL은 50%까지 낮출 수 있다. 미국심장학회 회장인 스티븐 박사는 '나이아신 말고는 이런 효과를 내는 약물은 없다.'고 말했다."[8]

2. 노화의 분자생물학적 기전

인간은 왜 늙는가? 늙어가는 세포에서는 어떤 일이 일어날까? 지난 30여 년간 생화학분자생물학, 면역학, 생리학 등 생명과학의 발달로 생로병사의 기전에 관해 새로운 사실들이 속속 밝혀졌다. 세포의 생명유지 활동은 DNA 복제, 단백질 생산, 염증반응, 에너지 대사 등 헤아릴 수 없이 많은 반응에 필요한 신호전달을 수반한다. 늙어가는 세포에서 일어나는 반응들을 알아낸다면, 이를 이용해 노화 과정을 중단시키거나 되돌릴 수 있지 않을까?

112세 장수를 누린 캐나다인 메리 맥이삭(Mary MacIsaac)은 2006년 사망했다. 다른 장수인들이 사망 시점에 접근하면 신체가 약해지는 것과 달리 맥이삭은 사망 직전까지도 상당한 건강을 유지했다. 그녀는 110세에도 크로스컨트리 스키를 즐겼고, 사망 직전 시점에 증손자와 함께 피아노 듀엣 연주를 하는 사진이 남아 있을 정도다.

특기할 점은 이 여성이 호퍼 박사의 프로그램을 추종하여 무려 40년간 비타민 B_3를 고용량으로 복용했다는 점이다. 맥이삭은 비타민 B_3를 고용량으로 복용한 것이 자신의 건강에 큰 영향을 미쳤다고 말하곤 했다. 물론 비타민 B_3를 복용한 사람들이 모두 다 이렇게 장수하는 것은 아니다. 하지만 호퍼 박사는 수십 년간 환자를 진료하면서 고용량 비타민 B_3를 복용하는 사람들이 더 건강하고 더 오래 산다는 사실을 발견했다.

표 3-2. 주요 노인성 질환

노인성 질환	
신경 퇴화 질환	노인치매, 헌팅턴병, 파킨슨병, 알츠하이머 치매, 근위축성측색경화증
심혈관계 및 뇌혈관성 질환	고혈압, 관상동맥질환, 심근병증, 노인성 심장판막질환, 부정맥, 심부전, 뇌경색, 죽상경화증
대사성 질환	당뇨병, 대사증후군, 골다공증, 이상지질혈증, 관절염, 비알코올성 지방간
기타	관절상완관절주위염, 만성기관지염, 만성염증, 암

인간은 모두가 건강장수를 바라지만 흔히 경험하는 것처럼 나이가 들수록 각종 질병에 시달리게 된다. 주요 노인성 질환을 표 3-2에 간략히 열거했는데, 나이아신이 이런 노인성 질환의 예방이나 치료에 효과가 있을까? 이 분야에 대한 학계의 관심이 점점 증가하고 있다.

나이아신은 인간의 장수에 어느 정도 영향을 미치는 것일까? 사람을 대상으로 하는 연구는 오랜 세월이 걸릴 뿐 아니라 비용도 많이 들고, 각종 규제도 많아 무척이나 어려운 과제이다. 호퍼 박사는 뇌출혈을 겪은 후 기억력이 감소한 환자에게 나이아신을 투여해 회복되는 것을 관찰했다고 그의 책에서 기술했다. 또한 항암치료로 기억력이 저하된 환자가 나이아신 복용 6개월 후 기억력이 회복된 경우도 있었다.

3. 노화 조절의 핵심물질 NAD

비타민 B_3는 그 자체로도 다양한 활성을 가지지만 NAD(나이아신아마이드 아데닌 다이뉴클레오타이드)라는 물질을 형성하는 중요한 원료 물질이기도 하다. NAD는 다양한 생리 과정, 즉 미토콘드리아의 에너지 대사에 있어 꼭 필요한 조효소이다. 건강한 세포에서 NAD 농도는 거의 일정하게 유지된다. 하지만 나이가 들수록 근육세포, 심장, 간, 지방세포, 두뇌, 신장, 췌장, 폐, 비장, 피부 등 거의 모든 세포에서 NAD 농도가 낮아진다.[9]

NAD가 감소하는 원인은 생산과 소비에 불균형이 일어나기 때문이다. 여러 가지 노화 관련 질병, 즉 대사성 질환, 암, 신경세포 퇴화 관련 질병 등이 NAD 감소와 관련이 있는 것으로 밝혀지고 있다. 노화의 전형적인 증상인 인지능력 감소, 근육감소증, 시력 감소, 청력 감소 등도

NAD 농도 감소와 관련이 있다.

그렇다면 NAD를 증가시키면 노화와 관련된 질병을 예방하고 치료하는 효과가 있을까? 운동을 하거나 식이 제한 또는 NAD를 증가시키는 약물을 사용하면 체내 NAD 농도가 증가된다(그림 3-1). 최근 이스트, 초파리, 생쥐 등의 모델 생명체를 이용한 실험에서 NAD를 증가시키면 노화를 억제해 수명을 연장시키는 것으로 보고되었다.[10]

사람을 대상으로 한 연구 결과도 보고되었다. 나이가 들어감에 따라 NAD의 혈중 및 세포 내 농도가 낮아지는데, 고용량의 나이아신을 섭취하면 세포 내 NAD 농도를 높이는 효과가 있다.[11] 이 논문에서는 미토콘드리아 근병증(mitochondrial myopathy) 환자를 대상으로 임상시험을 수행했다. 고용량 비타민 B_3(하루 750~1,000mg)를 수개월 투여하면서 NAD의 혈중농도를 측정하고 질병의 치료 효과를 관찰한 결과, NAD 농도가 증가하고 질병의 치료 효과도 얻을 수 있음을 알게 되었다.

학자들은 NAD 농도 저하로 발생하는 여러 가지 증상을 고용량 비타민 B_3 투여로 되돌릴 수 있을 것으로 보고 있

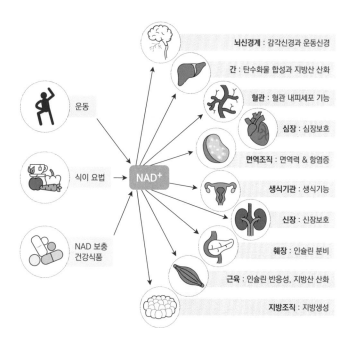

그림 3-1. NAD 증가가 인체에 미치는 영향

다. 미토콘드리아에서 일어나는 에너지 대사가 증가되면 세포의 재생능력이 회복된다. 세포 재생능력의 유지는 수명과 밀접한 관련이 있다. 또한 NAD 농도가 회복되면 면역기능이 강화되고 고지혈증을 치료해 심근경색을 예방할 뿐 아니라 근골격계 강화, 암 예방과 치료, 치매 예방 등

건강을 위한 신의 선물 비타민 B$_3$

수명 단축에 영향을 미치는 요인들을 개선한다.

NAD의 뇌신경세포 보호효과는 특별히 관심을 끌고 있다. 고령 인구 증가와 함께 알츠하이머 치매, 파킨슨병, 헌팅턴병, 근위축성측색경화증 등도 크게 늘어나고 있는데, NAD를 조절해 예방하거나 증상을 완화할 수 있을 것으로 기대하고 있다.

4. 칼로리 제한과 장수 효과

예로부터 '소식다동(小食多動)', 즉 적게 먹고 많이 움직이는 것이 무병장수의 원칙 중 하나로 잘 알려져 있다. 동물 실험에서 먹이를 10~30% 줄여 섭취 칼로리를 줄이면 병에 덜 걸리고 더 장수한다. 생쥐나 원숭이 실험에서도 칼로리를 제한해 수명연장 효과를 관찰한 바 있다.[12,13]

칼로리를 제한할 때 질병이 적어지고 수명이 길어지는 세포 내 기전에 대해서는 지난 20여 년간 많은 연구가 이루어졌다. 이는 상당히 복잡한 과정이어서 일반 독자들이 이해하기 어려운 관계로 여기서는 자세히 기술하지 않는다. 간략히 말하면 나이가 들면서 NAD 농도가 낮아지는

데 칼로리를 제한하면 NAD 농도를 다시 올리는 효과가 나타나고, 이는 노화를 억제하는 효과로 이어진다.[14]

사람도 음식을 제한해 한정된 칼로리를 섭취하면 더 장수하게 될까? 이런 실험은 매우 힘들 뿐 아니라, 사람들이 먹는 기쁨을 다 포기하고 평생 저칼로리 음식을 먹으면서 살기도 무척 어려운 일이다. 만일 나이아신을 섭취해 NAD 농도를 높인다면 칼로리를 제한하는 것만큼 수명연장 효과를 얻을 수 있을까? 이 질문을 정확히 규명하려면 좀 더 많은 연구가 이루어져야 할 것이다.

5. 알츠하이머 치매

전체 치매 환자의 50~60%를 차지하는 알츠하이머 치매는 뇌의 신경세포가 쇠퇴해서 뇌 조직이 소실되고 뇌가 위축되는 노인성 질병이다. 알츠하이머 치매의 원인은 아직 확실히 밝혀지지 않았다. 유전적 원인을 모르는 발병이 전체의 80%에 이른다. 지금까지 치료법은 없는 상태이며 질병의 진행을 늦추는 약물이 나와 있을 뿐이다.

최근 나이아신이 알츠하이머 치매를 예방하는 효과가

있다는 연구 결과가 발표되었다. 미국 시카고 지방의 65세 이상 노인 3,718명을 대상으로 그들이 섭취하는 음식을 조사하고 인지능력을 테스트하여, 음식과 인지능력의 상관관계를 조사한 연구이다.[15]

이 연구는 10년(1993~2002)에 걸쳐 이루어진 종단연구이다. 놀랍게도 하루 평균 12.6mg 나이아신을 섭취한 사람들은 하루 22.4mg을 섭취한 사람보다 치매에 걸릴 확률이 80%나 높았다. 치매의 진행 속도도 22.4mg을 섭취하는 그룹은 12.6mg을 섭취하는 그룹보다 50%나 낮았다. 22.4mg은 음식으로 섭취한 경우이므로, 만일 더 고용량의 나이아신을 섭취한다면 치매 예방효과가 더 클 것으로 추정할 수 있다.

나이아신이 치매 예방효과가 있다면 이미 치매에 걸린 환자를 치료하는 효과도 있을까? 킴 그린(Kim N. Green) 박사 연구팀은 나이아신이 치매에 걸린 실험동물을 치료하는 효과가 있는 것을 발견했다.[16] 물론 나이아신이 모든 알츠하이머 치매를 예방하는 것은 아니다. 비타민 C와 비타민 E, 지방산이 풍부한 생선 섭취가 낮은 경우도 알츠하이머 치매에 걸릴 위험이 올라가는 것으로 알려졌다. 이 영양소 이외에도 칼슘, 마그네슘, 셀레늄, 비타민 B, 필수 지방산 등을 포함한 균형 잡힌 식사가 치매에 걸릴 확률을 낮추는 효과가 있다. 나이아신은 알츠하이머 치매뿐 아니라 다른 노인성 신경질환에도 효과가 있을 수 있다. 이 분야의 연구는 아직 초기 단계이며 요즘 활발한 연구가 진행되고 있다.

6. 참고문헌

1. 나라지표 https://www. index.go.kr/potal/main /EachDtl-PageDetail.do?idx_cd=2758

2. Altschul, R., Hoffer, A., Stephen J.D. *Arch Biochem Biophys*. 54:558–559 (1955)

3. Parsons W.B. Jr., and Flinn J.H. *AMA Arch Intern*. 103(5): 783-90 (1959)

4. Grundy, S.M., Mok, H.Y., Zech L., and Berman M. *J Lipid Res*, 22:24–36 (1981)

5. Boyle, E. Alcoholics Anonymous Physicians, New York, (1967)

6. Canner PL, et al., *J Am Coll Cardiol.* 8(6) 1245-55 (1986)

7. Hoffer, Abram. *Niacin: The Real Story.* Turner Publishing Company. Kindle Edition.

8. Mason, M. "An Old Cholesterol Remedy Is New Again." *New York Times.* January 23, (2007)

9. Yaku K, Okabe K, and Nakagawa T. *Ageing Res Rev.* 47:1-17 (2018)

10. Rajman L, Chwalek K, Sinclair DA. *Cell Metab.* 27(3):529-547 (2018)

11. Pirinen E et al., *Cell Metab.* 32(1):144 (2020)

12. Mattison J.A et al., *Nat Commun.* 8:14063 (2017)

13. Ingram D.K., de Cabo R. *Ageing Res Rev.* 39:15-28 (2017)

14. Bonkowski M.S. & Sinclair D.A. *Nat Rev Mol Cell Biol.* 17 (11): 679-690 (2016)

15. Morris M.C. et al., *Neurol Neurosurg Psychiat.* 75;1093-9 (2004)

16. Green K.N. et al., *J Neurosci.* 45;11500-10 (2008)

생명체는 오랜 기간 생존 경쟁을 통하여 진화해 왔다. 이 과정에서 에너지의 효과적인 축적은 생존 경쟁에서 살아남기 위한 필수적인 전략이었다. 문명이 발달하고 기술력이 뒷받침됨으로써 인류는 최근 식량 문제를 해결할 수 있게 되었다. 하지만 그 결과 현대 사회는 에너지 과다 축적이라는 새로운 문제에 직면하게 되었다. 에너지 과다 축적은 비만과 이에 따른 다양한 합병증(고혈압, 당뇨병, 간경화, 관절염 등)의 주요 원인이 되며 노화에 따라 비만은 더욱 일반적인 현상이 된다. 이러한 문제를 해결하기 위해서는 영양 섭취를 줄이거나 운동을 통하여 에너지 소비를 증가시켜야 한다.

이 책에서는 에너지 소비 증가의 한 가지 보조 방법으로 고용량 비타민 B_3 용법을 소개한다. 인체에서는 에너지를 소비하는 모든 과정에서 나이아신아마이드 아데닌 다이뉴클레오타이드(NAD)가 요구되는데, 노화가 진행됨에 따라 NAD의 양이 감소하여 에너지 소비가 저하된다. 비타민 B_3는 NAD 생합성을 위한 중요한 전구물질로서 고용량 비타민 B_3의 섭취로 세포 내 NAD 농도를 증가시킬 수 있다. 이 장에서는 NAD 생산과정과 이 물질이 관여하는 에너지 소비 과정에 대한 간단한 생화학을 소개한다. 학술적 내용이기 때문에 어쩔 수 없이 약간의 전문 용어가 등장하는데, 대학에서 생화학을 공부하지 않은 독자라면 이 장은 건너뛰고 다음 장으로 넘어가도 된다.

1. NAD 전구체로서의 비타민 B_3

나이아신과 나이아신아마이드는 생체 내에서 쉽게 상호 진환될 수 있어 영양학적으로는 동일하다고 할 수 있다. 나이아신은 두 가지 보조효소인 NAD와 NADP의 구성 성

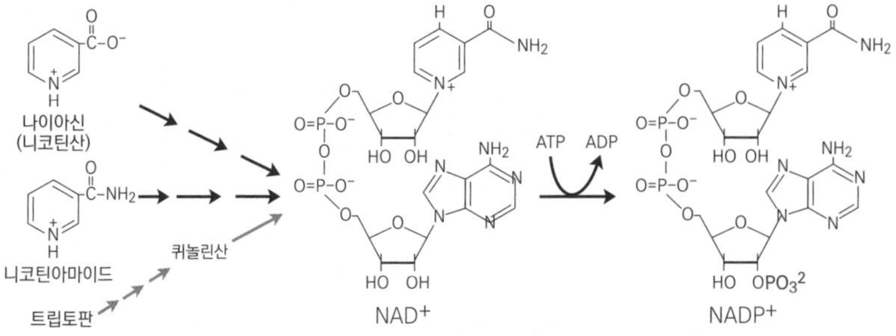

그림 4-1. NAD$^+$와 NADP$^+$의 구조와 생합성

분이다(그림 4-1). 보통 'NAD'로 통칭하는 두 가지 보조효
소는 산화형(NAD$^+$와 NADP$^+$)과 환원형(NADH와 NADPH)
으로 존재한다. NAD는 500여 가지 효소가 촉매하는 다양
한 산화환원 반응에서 결정적인 역할을 수행하는데, NAD
의 나이아신아마이드 부위에서 받은 전자를 다른 화합물
에 건네주는 전자운반체 역할이 그것이다.

생명과학 연구자들도 비타민 전문가가 아니면 NAD가
해당(解糖, glycolysis) 작용과 에너지생산(ATP)에만 관련이
있다고 생각한다. 그러나 NAD는 체내 세포에서 생산하는
다양한 호르몬과 효소의 합성과 분해를 포함하는 수많은

반응에 보조효소로써 관여한다. NAD는 크게 두 종류의
효소에 작용한다. 첫째, 모든 세포의 ATP 생성에 필요한
많은 효소의 보조효소로 작용한다. 이 산화-환원 반응의
경우는 NAD가 단지 전자만 주고받을 뿐이므로 계속 재사
용 가능하다(그림 4-3 왼쪽). 둘째, NAD가 특정 효소에 기
질로 작용하여 소모되는 경우이다. 즉 수백 종의 효소들이
여러 가지 기능을 나타낼 때 NAD가 소요된다(그림 4-2).
나이가 들면 CD38, PARP(파프) 같은 단백질이 점차 증가

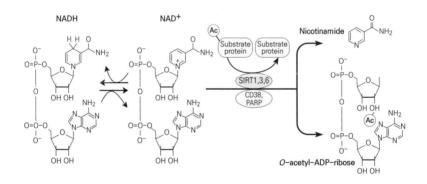

그림 4-2.

NAD는 보조효소와 ADP-Ribose 공여 기질로 사용된다. NAD는 ATP 형성과 같
은 에너지 대사과정에서 보조효소 기능(왼쪽)과 SIRT처럼 특정 단백질을 탈아세틸화
(deacetylation)한다(오른쪽).

건강을 위한 신의 선물 비타민 B$_3$

하므로 NAD의 소모가 증가하여 세포 내 NAD의 양은 감소하는데 이러한 현상이 노화를 가속시킨다.

2. NAD 전자운반체로서의 에너지 대사 기능

NAD는 음식물(포도당, 지방, 단백질)로부터 해당작용, 지방산 산화 등 많은 효소들의 이화작용(catabolic reaction)에 관여하여 전자를 운반하는 전자운반체이다. NAD^+는 해당과정(당 분해 화학반응)과 TCA 사이클에서 전자 2개와 H^+를 받아서 NADH로 환원된다(그림 4-3).

미토콘드리아 NADH는 생명체의 에너지원인 ATP를

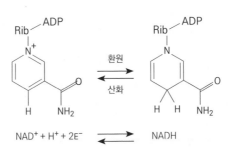

그림 4-3. NAD^+와 NADH의 산화-환원 반응

생성하는 데 필수인자이다. 세균부터 사람에 이르기까지 모든 음식물은 잘게 분해되어 포도당이 되고, 이 포도당이 대사과정에서 분해되어 이산화탄소와 물로 바뀌는데 이 과정에서 ATP가 생성된다. 이는 마치 장작이 불에 타면 열이 방출되는 것과 같다. 포도당을 태우면 ATP가 생성되고, ATP는 모든 생명활동의 에너지이다. ATP는 생명체의 모든 화학반응을 가능하게 하는 생체 내 화폐와도 같다. 세균, 고세균, 진균, 식물, 동물 할 것 없이 모든 생명체는 ATP를 만들어야 하고, 이 ATP를 사용해야만 열역학 제2법칙을 거스르면서 생명체의 삶을 유지할 수 있다. 비타민 B_3는 모든 세포가 살아가는 데 필수적인 NAD의 주요 구성 성분으로 NAD가 없으면 생명 유지에 핵심적인 반응이 일어나지 않는다. NAD 중 NAD^+는 주로 포도당, 지방산을 부수는 대사 과정에 많이 사용되고, $NAPD^+$는 오히려 지방산과 같은 큰 물질의 합성에 많이 이용된다.

3. NAD와 건강의 상관관계

NAD와 건강의 상관관계는 오래전부터 알려졌다. 앞 장에서도 소개한 것처럼 나이아신이 부족하면 펠라그라가 생긴다. 이른바 '3D'로 불리는 피부염과 설사, 치매가 생길 수도 있는데, 이런 3D 질환 증상들은 노화를 연상하게 한다. 에너지 대사 과정에서 산화환원 반응에 관여하는 것 외에 NAD가 유전학적으로 진핵세포의 건강과 수명 유지에도 중요한 신호 분자라는 사실이 최근 밝혀졌다.[1] 효모를 이용한 연구에 의하면 NAD 양이 증가하면 수명이 길어지고, 생쥐에서도 NAD 양이 많아지면 운동신경, 눈, 뼈, 근육, 줄기세포뿐 아니라 세포 내 소기관인 미토콘드리아의 기능까지 좋아졌다.[2, 3] 따라서 세포 내 NAD의 적정량을 유지하는 것이 건강에 중요하다. 최근 NAD를 분해하는 여러 가지 효소들이 새롭게 밝혀지고 있는데 먼저 써트(SIRT) 단백질들의 예를 통하여 NAD의 중요성을 살펴보자(그림 4-2 오른쪽). 써트는 단백질에서 아세틸기를 떼어내는 탈아세틸(deacetylase) 효소이며 인체에는 써트1부터 써트7까지 7종류가 밝혀져 있다.[4]

써트와 파프(PARP) 등 다양한 효소들이 NAD를 분해한다.[5] 파프의 경우 사람에게는 17종이 있는데, 나이가 들면서 파프 활성이 증가하고 그에 따라 NAD가 점점 감소하게 된다. 핵에서 DNA 한 가닥이 끊어지면 끊어진 DNA에 파프가 붙고, 파프는 NAD를 기질로 사용하여 분해한다. 뒤이어 다른 수선 단백질들이 모여 끊어진 DNA를 수선하므로 NAD가 매우 많이 소모된다. 파프는 또한 염증을 유발하는 사이토카인 유전자들을 많이 발현시킨다. 따라서 사람이 노화하면 DNA 손상이 많아지고 염증성 사이토카인들도 증가하여 더욱 DNA 손상 가능성이 커지는 악순환이 된다.[6] NAD 생산의 주요 재료인 비타민 B_3는 DNA 안정성을 증가시켜 노화를 억제할 수 있다.[7]

세포 내 NAD 농도를 높이는 가장 쉬운 방법은 NAD 전구체인 나이아신아마이드를 섭취하는 것이다. 나이아신아마이드는 다양한 방법으로 세포 내로 이동한다.[8] 일단 세포 내에 들어온 나이아신아마이드는 복잡한 경로를 거쳐 최종적으로 NAD로 전환된다.[9] 나이아신아마이드 고용량(하루 약 1g)을 복용함으로써 간단히 세포 내 NAD 농도를 높일 수 있다.

건강을 위한 신의 선물 비타민 B_3

4. 참고문헌

1. Anderson R.M. et al., *Nature* 423:181-5 (2003)

2. Mills K.F. et al., *Cell Metab.* 24:795-806 (2016)

3. Zhang H. et al., *Science* 353:1436-43 (2016)

4. Haigis M.C. and Sinclair D.A. *Annu Rev Pathol Mech Dis* 5: 253-95 (2010)

5. Hottiger M.O. et al., *Trend Biochem Sci.* 35:208-219 (2010)

6. Bai P. *Mol Cell.* 58:947-58 (2015)

7. Kirkland J.B. *Muta Res* 733:14-20 (2012)

8. Grozio A. et al., *Nat Metab.* 1:45-57 (2019)

9. Ratajczak J. et al., *Nat Comm.* 7:13103 (2016)

제5장

비타민 B$_3$의 면역기능 강화 효과

1. 인체 면역 시스템

비타민 B$_3$ 부족으로 발생하는 증상들을 상기하면 비타민 B$_3$와 면역은 매우 연관이 많다는 것을 알 수 있다. 비타민 B$_3$ 부족으로 생기는 펠라그라는 세 가지 증상인 치매, 설사, 피부염뿐 아니라 심하면 죽음에도 이른다. 이를 통해 뇌, 장, 피부의 고유 기능을 포함하여 노화와 면역 외에도 다양한 생명현상이 비타민 B$_3$와 연관되어 있음을 알 수 있다. 비타민 B$_3$를 주요 구성 성분으로 하고 있는 NAD는 앞에서 기술한 여러 가지 세포의 대사 반응에 관여하는 것과 마찬가지로 면역세포에도 중요한 영향을 미친다.

면역 시스템은 크게 피부와 같은 자연 저항 장벽과 함께 선천면역과 후천면역 시스템으로 나눌 수 있다(그림 5-1). 여기서는 비타민 B_3가 면역기능에 미치는 영향을 간략히 알아보고자 한다.

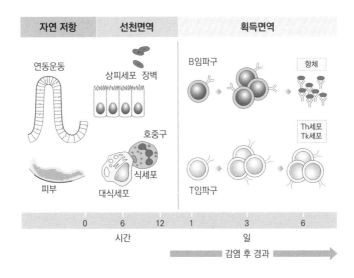

그림 5-1. 선천면역과 후천(획득)면역 시스템

면역 시스템은 먼저 연동운동 및 피부와 같은 물리적 방어벽과 함께 대식세포 같은 초기 면역세포들의 활동이 주가 되는 선천면역계와 어떤 항원에 대해서도 나타나는 뛰어난 선택성, 적응성, 그리고 미래에 나시 항원이 나타날 때 즉각 대응하기 위한 기억 능력 등이 특징인 획득 또는 후천면역계로 나눌 수 있다. 획득면역은 B임파구의 항체를 통한 체액성 면역과 T임파구의 세포성 면역으로 전문화되어 있다.

건강을 위한 신의 선물 비타민 B_3

선천면역은 외부로부터 세균이 침입하면 피부와 같은 물리적인 방어벽과 함께 빠르게 탐식세포들이 주축이 되어 제거하는 역할을 담당한다. 세균과 바이러스 또는 기생충들이 외부에서 침입하면 대식세포, 또는 수지상 세포들에서 발현하는 수용체들이 외부 침입자에서 유래된 항원과 결합하여 탐식하거나, 후천성 면역세포를 자극하여 외부 침입자를 제거한다. 낮은 염증 상태가 만성적으로 진행되면 IL-1β, IL-6, TNF-α 같은 사이토카인 발현이 증가한다. 이것은 염증성 노화의 지표이며 동시에 노화를 촉진하는 추진력으로 작용하여 면역기능을 악화시킨다.[1] 선천성 면역의 핵심 세포인 대식세포는 염증 사이토카인을 주로 분비하는 M1 대식세포와 염증을 가라앉히는 항염증성 M2 대식세포로 나눌 수 있다. 노화하면서 부족해지는 NAD는 전반적인 대식세포의 면역기능 감소를 초래한다 (그림 5-2).

염증 반응에서 대식세포는 NAD를 많이 필요로 한다.[2] 그러므로 NAD 생합성 경로를 억제하면 대식세포의 탐식작용이나 염증 반응을 처리하는 능력이 매우 감소된

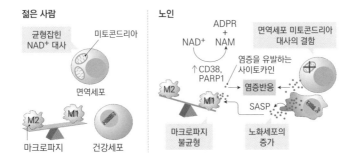

그림 5-2. 면역노화와 비타민 B₃ 구성분의 NAD 관계

노화가 시작되면 젊은 조직에서 보이는 현상과는 다르게 비정상적으로 염증성 면역세포가 활성화되어(노화 염증이라고도 함) 낮은 염증 상태가 지속적으로 유지된다. 세포 노화로 인하여 분비되는 다양한 물질들에 의하여 M1 대식세포가 증가하고, CD38과 PARP(파프) 유전자들의 발현이 증가하여 NAD가 소모된다. 또한 노화된 T림프구의 미토콘드리아 기능도 손상을 받아 M1 대식세포는 더욱 염증성 사이토카인을 분비하게 되고, 그 결과 지속적인 염증과 세포 노화를 초래하여 노화 과정이 더욱 악화된다.

다.[3] 염증 과정에서 대식세포는 활성산소 생성도 증가시켜 DNA에 손상이 일어나는데 이를 복구하는 과정에도 NAD가 대량 소요된다.[4] 결과적으로 NAD가 부족하면 면역 반응이 전체적으로 약화된다.

이외에도 비타민 B₃가 부족할 때 대식세포의 기능에 미치는 영향에 관해서는 다양한 연구 결과가 있다. 근육세포가 손상으로부터 재생되기 위해서는 근육 줄기세포가 일

차적으로 증식을 해서 근육세포로 분화해야 한다. 근육 손상이 일어나면 손상 부위에 있는 대식세포가 근육 줄기세포의 증식을 유도한다. 이는 근육의 대식세포가 성상 줄기세포의 증식에 필요한 사이토카인을 분비하는 보금자리(niche)로 작용하기 때문이다.[5]

　나이가 들면서 일어나는 NAD 감소는 여러 가지 조건에서 면역반응에 노출된 대식세포의 면역기능을 더욱 약화시킨다. 비타민 B_3가 충분히 제공되어 세포 내 NAD가 필요한 만큼 존재하면 면역기능도 원활하게 된다. 최근에는 비타민 B_3 및 NAD 전구체들을 이용하여 대식세포의 기능을 조절하고 나아가 면역노화를 개선하고자 하는 시도가

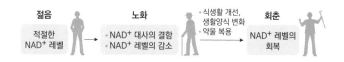

그림 5-3. 노화에 따른 NAD+ 레벨의 변화

세포 내 NAD 수준이 감소하고 면역이 떨어지면서 노화 관련 질병들이 발생하게 된다. 최근 음식과 생활습관 개선, 그리고 비타민 B_3를 통해 NAD 수준을 높여 면역기능 정상화와 노화 연관 질환을 극복하고자 하는 시도가 많아지고 있다.

많아지고 있다(그림 5-3).

후천면역은 T세포와 B세포가 담당한다. 노화가 진행되면 T세포와 B세포의 기능이 변화되는데 특히 T세포의 미토콘드리아 역할이 중요한 것으로 밝혀졌다.[6] TFAM 유전자는 미토콘드리아 DNA의 안정과 복제에 중요한 역할을 하는 전사인자이다. 생쥐에서 T세포 특이적으로 TFAM을 제거하면 조기 노화가 나타나 생쥐가 빨리 죽는다. 그런데 비타민 B_3를 투여하면 생쥐의 조기 노화가 방지된다. 이는 면역세포의 대사 개선을 통해 면역노화를 늦출 뿐 아니라 몸 전체 노화도 어느 정도 늦출 수 있음을 보여주는 사례이다.

2. 비타민 B_3의 코로나 바이러스 증식 억제 효과

2019년 말에 발생한 COVID-19는 코로나 바이러스가 원인으로 이 바이러스 게놈은 ATP 합성이나 뉴클레오티드, 아미노산, 지방, 단백질 합성에 필요한 유전자를 가지고 있지 않고 순전히 숙주 세포의 기능을 이용하여 증식하도록 프로그래밍되어 있다. 세포나 바이러스는 모두 NAD

보조효소를 사용하여 필요한 물질들을 생합성한다. 바이러스에 감염된 세포는 바이러스의 복제를 억제하기 위하여 방어체계를 작동하는데 선천적인 면역방어 시스템에 NAD가 필수적으로 요구된다.

그렇다면 비타민 B_3의 농도를 높여 COVID-19에 대항할 수 있는가? 그렇다는 연구 결과들이 최근 많이 보고되고 있다. 'COVID-19'와 '나이아신아마이드'를 키워드로 학술 문헌을 검색하면 최소 36편의 논문을 찾을 수 있다. 이 논문들은 비타민 나이아신아마이드의 항바이러스 효능을 잘 기술하고 있다.[7]

코로나 바이러스에 감염되면 세포 내 방어시스템의 작동으로 NAD가 급격히 소모된다. NAD의 양이 충분하면 방어시스템에 의하여 코로나 바이러스가 제거되지만 NAD의 양이 필요량에 미치지 못하면 코로나 바이러스는 증식할 수 있게 된다. 그런데 NAD의 양이 부족한 세포에 나이아신아마이드를 투여하면 코로나 바이러스의 복제가 현저히 감소된다.[8] 특히 면역기능과 미토콘드리아 기능이 저하돼 고위험군인 고령층의 경우, 면역 조절 방법으로 나이아신아마이드를 통해 NAD 농도가 증가했을 때 코로나 바이러스에 대한 저항성이 대단히 효과적으로 커졌음이 밝혀졌다.[9, 10] 즉 고용량의 나이아신아마이드 공급은 NAD를 소모하는 주요 대사 과정들을 촉진시켜 모든 면역반응(선천면역과 후천면역)을 강화한다는 것을 알 수 있다.

3. 참고문헌

1. Franceschi C et al., *Nat Rev Endocrinol.* 14:576-90 (2018)

2. Covarrubias AJ et al., *Nat Metab* 2 1265-83 (2020)

3. Minhas PS et al., *Nat Immunol.* 20 50-63 (2019)

4. Cameron AM et al., *Nat Immunol*, 20:420-432 (2019)

5. Ratnayake D et al., *Nature.* 591:281-87 (2021)

6. Desdin-Mico et al., *Science* 368:1371-76 (2020)

7. Bogan-Brown K et al. *J Diet Suppl*, PMID:33594938 (2021)

8. Heer CD et al., C*J Biol Chem.* 295:17986-996 (2020)

9. Omran HM and Almaliki MS *J Infect Pub Health.* 13:1196-1201 (2020)

10. Kirkland JB. *Mut Res.* 733:14-20 (2012)

건강을 위한 신의 선물 비타민 B$_3$

비타민 B$_3$의 고지혈증 치료 효과

1. 고지혈증

고지혈증은 혈중 지방 농도가 높아지는 증상을 말한다. 우리 몸은 외부로부터 에너지원인 영양소를 섭취한다. 3대 영양소는 탄수화물(녹말, 글리코겐, 설탕 등), 단백질, 지방(중성지방, 콜레스테롤, 인지질)인데 이들은 탄소, 수소와 산소가 주성분이다. 이 영양소들은 소화를 통해 작은 분자들로 분해되어 소장의 점막을 통해 흡수된 후 혈액을 통해 신체의 각 부분으로 운반되어 사용된다. 그 에너지 대사의 중심 역할을 하는 장기가 간이다. 모든 흡수된 영양소는 간으로 집합되어 인체에 필요한 부위로 분배된다. 즉시 필요한 양보다 많은 잉여 영양분은 간에서 분해하여 지방산과 콜레스테롤을 새로 합성한다.[1] 즉 지방과 콜레스테롤이 많이 포함된 음식을 먹어야만 지방이 축적되는 게 아니고, 어떤 영양소든지 과잉 섭취하면 체지방으로 축적된다(그림 6-1).

간에서 합성된 지방산은 중성지방과 콜레스테롤 형태로

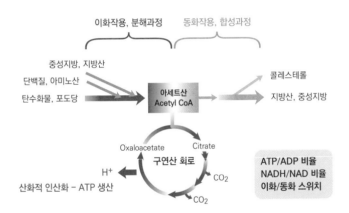

그림 6-1. 인체의 에너지 대사 모식도

붉은색은 영양소를 분해하여 인체 에너지인 ATP를 만드는 이화작용이며, 파란색은 에너지가 충분할 때 남은 영양소를 지방으로 변환하여 저장하는 동화작용이다. 아세트산이 에너지 대사의 중심에 있고 이것은 구연산회로에서 분해되어 발생한 수소를 산화적 인산화 과정을 통해 ATP를 발생시킨다. ATP/ADP 비율 혹은 NADH/NAD 비율이 높아지면 동화작용으로, 낮아지면 이화작용으로 가도록 결정된다. 어떤 영양소든 과잉 섭취된 것은 지방으로 변환되어 저장된다.

건강을 위한 신의 선물 비타민 B$_3$

지단백(lipoprotein) 속에 들어가 인체의 각 조직 세포로 분배된다. 간에서 만들어져 나갈 때에는 지방이 많이 포함된 초저밀도 지단백(VLDL) 형태로 출발하지만, 인체 각 세포에 지방을 전달하고 남은 것은 저밀도 지단백(LDL) 형태로 간으로 복귀한다(그림 6-2).

LDL 속에 포함된 중성지방과 콜레스테롤이 높다는 것은 영양 과잉이 심하다는 것을 의미하며, LDL 중성지방과 콜레스테롤이 낮은 것은 영양 과잉이 없다는 것을 의미한다. 반면 고밀도 지단백은 간에서 합성되어 나갈 때는 지방을 포함한 양이 적으나 돌아올 때에는 각 조직에서 남아돌거나 혈관 속에 축적되어 있던 콜레스테롤을 실어서 돌아온다. 따라서 고밀도 콜레스테롤(HDL-C)이 높다는 것은 혈관 벽에 붙어 있던 콜레스테롤을 잘 청소해내고 있다는 의미이며, HDL-C가 낮다는 것은 콜레스테롤 청소 능력이 낮아서 동맥경화, 뇌경색, 심근경색 같은 혈관질환의 위험요소가 높다는 것을 의미한다.

그러므로 고지혈증을 치료하기 위해서는 LDL 레벨은 낮추고 HDL 레벨은 높여주어야 한다. 이렇게 상반되는

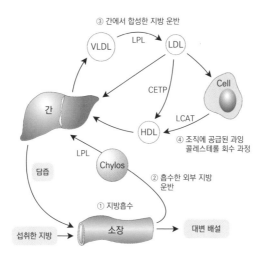

그림 6-2. 지방의 대사와 저장

지방은 물에 녹지 않기 때문에 혈액으로 이동하기 위해 친수성의 단백질들과 결합하여 지단백을 형성한다. 지단백은 네 종류가 있는데, 밀도가 낮은 것부터 킬로미크론(chylomicron), 초저밀도 지단백(VLDL), 저밀도 지단백(LDL), 고밀도 지단백(HDL)이다. 밀도가 낮은 것은 지방 함유가 높고 입자가 크다는 뜻이고, 반면에 밀도가 낮다는 것은 지방은 적고 단백질 비율이 높으며 입자가 작다는 뜻이다. 외부로부터 섭취한 지방은 소화되기 위해 담즙에 의해 분산되어야 한다. 대부분의 지방은 소장에서 흡수되어 킬로스(Chylos) 형태로 간으로 배달된다. 간에서는 다른 조직의 필요에 부응해 중성지방과 콜레스테롤이 많이 포함된 VLDL을 혈액으로 내보내고, 배달하고 남은 것은 LDL이 되어 간으로 복귀한다. 혈관 속이나 조직 내에 콜레스테롤이 과잉 축적되어 있으면 간에서 HDL을 내보내 축적된 콜레스테롤을 수거해 온다. LDL에 콜레스테롤이 많으면 혈액에 남아도는 것이 높다는 뜻으로 고지혈증의 증거가 된다. 반면 HDL에 포함된 콜레스테롤이 많으면 혈관 내 축적된 것을 청소한 것이 많다는 뜻이므로 높을수록 좋다.

건강을 위한 신의 선물 비타민 B$_3$

현상을 화학물질로 구현하기는 대단히 어렵다. 실제로 일반적으로 사용되고 있는 고지혈증 치료제는 LDL과 HDL의 레벨을 모두 낮추기 때문에 상당한 부작용을 초래하고 있다.[2]

2. 고지혈증 치료제로서의 나이아신(비타민 B₃)

최근 연구를 통해 나이아신이 LDL 레벨은 낮추고 HDL 레벨을 높여줌으로써 고지혈증 치료 효과가 있다는 놀라운 사실이 밝혀졌다.[3] 현재까지 알려진 물질 중 LDL 레벨은 낮추고 HDL 레벨은 높여주는 물질은 나이아신이 유일하다. 일반적인 비타민 결핍증(펠라그라) 치료를 위해서는 하루에 10mg 나이아신으로 충분하지만, 고지혈증 치료 효과를 위해서는 그 수백 배인 3~6g을 섭취해야 한다. 나이아신의 고용량 투여에는 복용 초기에 얼굴이 붉어지는 것과 2,000명 중 1명에서 간독성(肝毒性, hepatotoxicity)이 나타난 것 외에는 심각한 부작용이 없는 것으로 알려져 있다.

나이아신은 지방세포 세포막의 GPR109A라고 하는 수용체를 자극하여 지방세포 안에서 제2차 전령인 cAMP가

합성되는 것을 억제한다.[5] 이 신호는 지방세포에서 호르몬에 의해 활성화되는 지방 분해효소(HSL)의 작용을 억제하여 지방세포에 저장된 지방이 간으로 이동하는 것을 억제한다. 간에서는 지방산 합성을 억제하고, 지방산과 글리세롤 사이의 결합을 억제하여 중성지방 합성을 현저히 낮춘다. 운반할 중성지방의 합성이 적어짐에 따라 간에서 내보내는 초저밀도 지단백(VLDL)의 양도 적어진다. 또 나이아신은 혈관 벽에 있는 지단백 지방 분해효소(LPL) 활성을 증진하여 VLDL에서 중성지방을 효과적으로 뽑아낼 수 있게 함으로써 혈중 중성지방 농도를 낮춰준다. 나이아신은 혈관 속에 쌓여 있는 콜레스테롤을 HDL 속으로 청소해 넣어주는 L-CAT라는 효소를 활성화시켜 HDL-C의 농도를 높이기도 한다(그림 6-3). 이 콜레스테롤을 혈관에서 제거하는 효소의 작용에는 인지질의 불포화지방산이 필수적으로 필요하기 때문에 등 푸른 생선이나 식물성 기름을 잘 섭취하는 것도 도움이 된다.

이러한 작용을 통해 나이아신은 혈중 중성지방과 혈중 콜레스테롤 농도를 낮추는 역할을 하므로 고지혈증 치료

건강을 위한 신의 선물 비타민 B$_3$

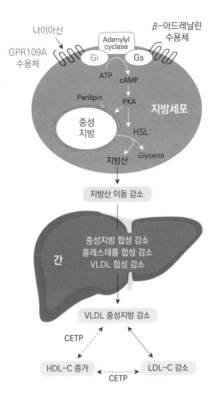

그림 6-3. 나이아신이 고지혈증을 개선하는 기전

나이아신이 지방세포막에 있는 수용체(GPR109A)에 결합하면 억제하는 G-단백질을 활성화하여 지방세포의 HSL(hormone-sensitive lipase) 활성을 억제하고 지방세포 밖으로 지방 배출을 억제한다. 간에서는 중성지방 합성이 억제되고 콜레스테롤 합성도 감소하여 간에서 다른 조직으로 보내는 VLDL의 합성도 감소한다. 결과적으로 VLDL과 LDL-C가 감소한다. 반면 CETP(콜레스테롤 이전 단백질) 작용으로 VLDL과 LDL 속에 있던 콜레스테롤이 HDL로 이전되어 HDL-C가 증가한다.

표 6-1. 현재 임상에 사용 중인 고지혈증 치료제의 효능 비교

약물 종류	LDL-C	HDL-C	중성지방
스타틴 계열	18~55%	+5~+15%	-7~-30%
담즙 격리제	-15~-30%	+3~+5%	변화 없음
파이브릭산	-5~-20%	+10~+20%	-20~-50%
나이아신	-5~-25%	+15~+35%	-20~-50%

LDL-C, 저밀도 콜레스테롤, HDL-C, 고밀도 콜레스테롤, 스타틴 계열의 약물이 현재 가장 널리 사용되는 고지혈증 치료약물이다.

제로 사용될 수 있다. 또한 HDL-C를 높여 혈관 내에 축적된 콜레스테롤을 제거하는 기능이 있으므로 동맥경화증, 뇌혈관질환, 심혈관질환의 위험성을 낮추는 치료제로도 사용될 수 있다.[4]

표 6-1은 현재 임상에서 사용되는 약물 효과가 혈액 중 LDL-C, 중성지방, HDL-C 농도에 미치는 영향을 상호 비교한 것이다. 이 결과로부터 나이아신이 다른 어떤 고지혈증 치료제보다 더 효과적인 약물임을 알 수 있다.[5, 6]

3. 나이아신이 혈장 지방 수치에 미치는 영향

하루 2~6g 용량의 나이아신은 중성지방의 35~50%를 감소

시킨다. 이것은 다른 고지혈증 치료제인 스타틴이나 피브 레이트(fibrate)만큼 효과적이다. 최대효과는 4~7일 이내에 발생한다. 하루 4.5~6g의 용량을 복용하면 LDL-C를 25% 정도 감소시킨다. 효과가 최대로 나타나려면 3~6주가 걸린다. 나이아신은 좋은 콜레스테롤인 HDL-C(30~40%)를 증가시키는 데 사용할 수 있는 가장 효과적인 약제이지만, HDL-C 수치가 아주 낮은 환자에게는 효과가 적다. 나이아신은 지단백(a)의 수치를 현저하게 감소시킬 수 있는 유일한 지질 강하제이다.

4. 나이아신과 나이아신아마이드의 차이

나이아신이 고지혈증을 개선하는 효과는 수용체인 GPR 109A를 경유하여 일어나고(그림 6-3), 나이아신의 부작용인 피부 홍조현상도 동일한 수용체를 경유하여 일어난다 (그림 6-4). 흥미롭게도 같은 비타민 B_3 가운데 나이아신아마이드는 피부 홍조 부작용이 없다. 이것은 GPR109A에 결합하지 못하기 때문으로 생각된다(그림 6-5, 표 6-2). 나이아신아마이드에 대한 고지혈증 개선효과는 보고된 바 없는데 그렇다고 해서 고지혈증 개선효과가 없다는 의미는 아니다. 생체 내에서 나이아신과 나이아신아마이드는 상호 변환이 가능한 것으로 알려져 있으므로,[7] 고용량 나이아신아마이드로 고지혈증 개선효과를 볼 수 있을 것으로 기대된다.

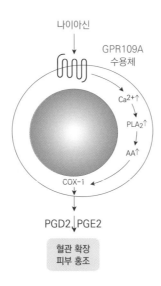

나이아신

GPR109A 수용체

$Ca^{2+}\uparrow$

$PLA_2\uparrow$

$AA\uparrow$

COX-1

PGD2 ↓ PGE2

혈관 확장
피부 홍조

그림 6-4. 나이아신이 피부 홍조 부작용을 일으키는 기전

나이아신이 피부세포에 있는 수용체(GPR109A)에 결합하면 COX-1 활성화를 통해 염증 유발물질인 PGE2, PGD2의 합성이 증가한다. 이들은 주변의 혈관 세포에 작용하여 혈관을 확장하고 그 결과로 피부 홍조가 일어난다.

건강을 위한 신의 선물 비타민 B_3

표 6-2. 나이아신의 수용체(GPR109A)에 결합하는 물질의 구조적 특이성

약물	GPR109A, EC50(μM)
나이아신	0.1
아시피목스	5.1
아시파란	1.2
3-OH-부티레이트	750

GPR109A와 결합하여 효능을 발휘하는 농도(EC50)를 비교할 때 나이아신이 가장 낮은 농도에서 효능을 보여 약의 강도가 가장 높다. 효능을 나타내는 물질이 공유하는 것은 그림 6-5의 원 안에 있는 구조이다. 피부 홍조의 부작용과 고지혈증 개선효과는 나이아신에만 나타나므로 이 수용체를 통해 일어난다.

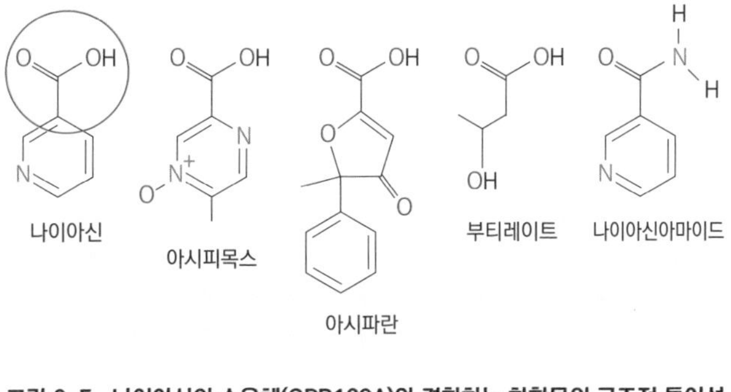

나이아신   아시피목스   아시파란   부티레이트   나이아신아마이드

그림 6-5. 나이아신의 수용체(GPR109A)와 결합하는 화합물의 구조적 특이성

5. 참고문헌

1. David L. Nelson, Michael M. Cox. eds, W. H. Freeman, *Lehninger Principles of Biochemistry*, 7th ed, (2019)

2. Laurence L. *Goodman & Gilman's The Pharmacological Basis of Therapeutics*. McGraw-Hill Medical, (2018)

3. Offermanns S., *Trends Pharmacol Sci*. Jul;27(7): 384-90 (2006)

4. Hoffer A., *Niacin: The Real Story*, Basic Health Publications, Inc, (2012)

5. McKenney J., American association of health-system pharmacysts. 60: 995-1005 (2003).

6. D'Andrea E., Hey S.P., Ramirez C.L., Kesselheim A.S.. *JAMA* 2(4): e192224 (2019)

7. Kamanna V.S., Kashyap M.L. *Curr Atheroscler Rep*. 2(1):36-46 (2000)

제7장
비타민 B₃의 골질환 치료 효과

1. 삶의 질을 떨어뜨리는 골관절염

골관절염(骨關節炎, Osteoarthritis)은 국소적이고 점진적인 관절 연골의 소실로 나타나는 관절 질환의 하나다. 퇴행성 관절염 혹은 변형성 관절염이라고도 하며, 관절의 통증과 뻣뻣함이 흔히 보이는 증상들이다. 이 같은 관절연골의 소실과 변형은 점진적이고 비가역적으로 일어나 삶의 질을 떨어뜨리는데, 65세 이상 노년층 10명 중 8명이 앓고 있는 질환이다. 골관절염은 관절 통증으로 인한 사회활동 장애 및 운동장애를 유발하여 삶의 질을 저하시키는 대표적인 퇴행성 질환이다. 인구고령화에 따라 환자 수는 지속적으로 증가하는 추세이며, 치료비용과 간병 등 막대한 사회적 비용이 들어간다.

현재까지의 치료는 통증과 염증에 대한 대증요법으로 소염진통제 혹은 히알루론산을 투여하는 내과적 치료나 인공관절로 교체하는 외과적 수술이 있는데, 2018년 기준으로 내과적 치료의 시장 규모는 약 30조 원, 외과적 치료는 약 20조 원으로 추산된다. 최근에는 줄기세포 치료제가 출시되었으나 여전히 연구개발 수준에 머물러 있고, 자가 줄기세포 치료는 상업화에 실패하였다.

2. 골관절염 치료제로서의 비타민 B$_3$

윌리엄 카우프만 박사는 고용량 나이아신아마이드를 투여함으로써 골관절염의 통증과 기능회복을 연구한 임상의사이며 연구자다. 카우프만 박사는 40년 이상의 임상경력 과정에서 치료한 골관절염 환자 400명 이상의 임상케이스에서 고용량 나이아신아마이드 투여를 통해 경험한 골관절염의 통증 완화와 기능 회복에 대한 기록을 남겨놓았다.[1] 연구 결과 발표에도 불구하고 그 연구에 대조군이 없었다

건강을 위한 신의 선물 비타민 B$_3$

는 이유로 가치를 인정받지 못하고 있었는데, 1996년 골관절염 환자를 대상으로 대조군을 갖춘 임상시험을 시행하여 나이아신아마이드가 골관절염에 효능이 있음을 증명하였다.[2]

위약 대조군에서는 10%의 참여자에서 증상이 악화된 반면 나이아신아마이드 투여군에서 29%의 참여자가 증상 완화를 경험하였다. 골관절염의 통증 완화를 위해 사용되는 다른 약물들과 비교했을 때도 나이아신아마이드의 상대적 치료 효과가 높았으며, 항염증과 진통작용을 가진 다른 약물에서 심각한 부작용이 나타난 반면 나이아신아마이드는 부작용이 거의 나타나지 않았다.

카우프만 박사와 그 이후 연구자들에 의하면, 나이아신아마이드 500mg을 하루 3회 복용하는 것으로 관절염 치료 효과를 거둘 수 있다. 증상이 심한 경우에는 1일 용량을 4~6g까지 투여할 수 있으며, 이 경우에도 심각한 부작용은 없었다고 보고되었다.[1]

3. 작용 기전

골관절염의 관절강 내에는 염증을 유발하는 염증 전달물질인 TNF-α, IL-1, IL-6 등이 증가해 있다. 이 염증성 분비물 중 특히 IL-1은 일산화질소(NO)를 합성하는 유도성 산화질소 합성효소(iNOS)의 발현을 촉진하고, 그 결과로 생성된 일산화질소는 연골세포의 이화작용을 촉진함으로써 골관절염을 유발한다고 알려져 있다. 나이아신아마이드는 관절강에 증가되어 있는 염증 유발물질 IL-1을 억제하고 유도성 산화질소 합성효소를 억제하며, 결국에는 연골세포에서 연골을 분해하는 효소 생성을 억제함으로써 관절 연골을 유지하는 것으로 추정하고 있다.[3] 이러한 염증 유발물질의 변화는 비만환자에서 거의 유사하게 발생하며, 비만에 의한 골관절염의 발생기전을 동일한 발병기전으로 설명하고 있다.[4]

4. 다양한 골질환 치료제로서의 비타민 B₃

뼈는 몸의 장기에서 가장 중요한 기관 중 하나로 주요 징기 보호와 형태 유지, 혈액세포 생성, 미네랄 저장 등 몸의 항상성을 유지하는 데 매우 중요한 역할을 한다. 또한 평생 끊임없이 재형성(remodeling)되어 오래된 뼈는 흡수되고 새로운 뼈가 만들어진다. 이러한 골 재형성 과정은 뼈를 흡수하는 파골세포와 뼈를 생산하는 조골세포의 끊임없는 활동으로 이루어지며 이를 통하여 인간의 뼈는 약 1년이면 새로 형성된 뼈로 대체된다. 이 과정에서 파골세포와 조골세포 활성의 균형이 대단히 중요한데, 이 균형이 무너지면 골다공증을 비롯한 다양한 골질환들이 발생하게 된다.

골다공증(骨多孔症, Osteoporosis)은 뼈의 유기질과 무기질 대사에서 합성보다 분해가 많아진 결과 전신의 뼈에서 다공성이 증가하여 골절 위험이 높아지는 질환이다. 골 재형성 균형의 붕괴는 노화가 진행되는 과정에서 조골세포 기능이 파골세포보다 먼저 저하되기 때문에 일어나는데, 흡수된 골조직을 충분히 채워주지 못하게 되어 골다공증이 발생하게 된다. 또한 여성의 경우 폐경 이후에 급속히 골다공증 발병률이 증가하는데, 이는 골 재형성이 성호르몬의 지배를 받기 때문이다. 여성 호르몬은 폐경 후 급격히 감소하여 골 재형성의 균형 역시 급격히 무너지게 된다.[5]

골다공증 문제를 해결하기 위해서는 무너진 골 재형성의 균형을 회복시켜주어야 한다. 이를 위해 상대적으로 기능이 우세한 파골세포 활성을 억제하여 조골세포 활성과 균형을 맞추는 방법으로 비스포스포네이트 계열의 물질이 골다공증 치료제로 적용되고 있다. 그런데 파골세포와 조골세포는 긴밀한 상호 조절 기전을 가지고 있어서 장기적인 파골세포 활성의 억제는 조골세포 활성도 억제하여 골괴사를 일으키는 부작용이 나타나게 된다. 그러므로 골 재형성 균형을 회복하는 방법으로 조골세포의 활성을 증진시킬 수 있다면 이상적인 방법이 될 것이다.

이에 따라 뼈를 생산하는 세포인 조골세포 분화를 조절하는 핵심 유전자 RUNX2에 관하여 수많은 연구가 집중적으로 수행되고 있다. 나이아신아마이드가 RUNX2 활성에 영향을 미치는 기전은 RUNX2 단백질의 합성 후 수식 과정에서 RUNX2 C-말단에 존재하는 라이신 잔기들을 아세틸화하는 과정과 연관이 있다. 고용량 나이아신아마이드는 조골세포의 RUNX2 아세틸화를 촉진하고, 아세틸화된 RUNX2는 유비퀴틴화(ubiquitination)에 의한 분해가

건강을 위한 신의 선물 비타민 B_3

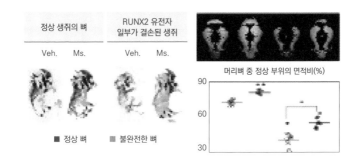

정상 생쥐의 뼈   RUNX2 유전자 일부가 결손된 생쥐

Veh.   Ms.   Veh.   Ms.

머리뼈 중 정상 부위의 면적비(%)

■ 정상 뼈   ■ 불완전한 뼈

그림 7-1.

탈아세틸화 효소를 억제하는 약물인 MS275에 의해 RUNX2 돌연변이로 발생한 두개쇄골 이형성증의 회복. Runx+/−(돌연변이)에 의한 두개골 형성지연이 약물에 의해 회복되었다.

차단되어 단백질이 안정화되고 활성이 증가하여 조골세포 분화를 촉진한다.[6]

이 과정에서 나이아신아마이드가 어떻게 RUNX2를 아세틸화하여 활성을 증가시키는가? 나이아신아마이드는 아세틸기를 떼어내는 탈아세틸화 효소(HDAC) 중 Class III 그룹인 SIRT를 억제하는 것으로 알려져 있다. 나이아신아마이드를 고용량 투여하면 SIRT를 억제하는데 이 효소가 RUNX2 전사인자를 탈아세틸화하는 반응을 억제함으로써 RUNX2의 아세틸화 수준을 높이고 RUNX2 활성을 촉

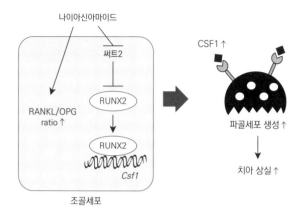

그림 7-2. 고용량 나이아신아마이드에 의한 골개조 속도의 증가

나이아신아마이드는 조골세포에서 RUNX2 발현과 활성을 증가시켜 파골세포 분화에 필수적인 사이토카인인 CSF1과 RANKL이 증가하고 OPG는 억제되어 파골세포 분화를 촉진한다. 그 결과 뼈의 형성과 흡수도 많아져서 골개조 속도가 빨라진다.

진하는 것으로 알려져 있다.[7]

고용량의 나이아신아마이드는 RUNX2 활성을 증가시킬 수 있다. RUNX2 유전자의 기능이 저하되어 발생하는 두개쇄골 이형성증(Cleidocranial Dysplasia, CCD) 환자에게 HDAC 억제제를 투여함으로써 RUNX2 활성화를 유발하여 발생 초기의 뼈 발달을 정상화하는 효과(그림 7-2)가 있었다.[8]

건강을 위한 신의 선물 비타민 B_3

또한 CCD 환자에서 영구치 맹출이 지연되고 유치가 오랫동안 잔존하는 현상의 원인이 RUNX2 부족에 의한 파골세포 활성부전으로 설명될 수 있으며, 이 질환의 생쥐모델에서 발생한 치아맹출의 지연을 고용량 나이아신아마이드 투여로 RUNX2 단백질 수준을 정상화함으로써 치료할 수 있었다.[7] 이러한 연구 결과는 나이아신아마이드가 CCD 환자의 치아맹출 지연 치료제로 사용 가능하다는 것을 제시한다. 또한 동일한 원리로 골 개조(bone remodeling)가 신속히 일어날 필요가 있는 치료 과정에 응용할[9] 수 있음을 제안한다.

예를 들어 치과 교정치료에서 치아의 이동속도를 촉진하고자 할 때, 휜 다리를 빨리 교정하고자 할 때, 키를 키우는 일리자로프 수술을 할 때 적용할 수 있다. 추가 연구가 더 필요한 상황이지만, 이러한 결과들로부터 나이아신아마이드로 조골세포 분화를 결정하는 초기 전사인자 RUNX2 활성을 높여주게 되면 골다공증의 개선 효과를 기대할 수 있음을 알 수 있다. 또한 나이아신아마이드 투여는 현재 널리 사용 중인 골다공증 치료제 비스포스포네

이트의 부작용을 줄이고 골개조 속도를 촉진하여 치료에
도움을 줄 수 있다.

5. 참고문헌

1. Hoffer, A., *Niacin: The Real Story*, Basic Health Publications, Inc, (2012)

2. Jonas W.B., Rapoza C.P., Blair W.F., *Inflamm Res*. 45:330-334 (1996)

3. McCarty M.F. and Russell A.L., *Medical Hypotheses*, 53:350-360 (1999)

4. Wang T. and He C., *Cytokine and Growth Factor Review*, 44:38-50 (2018)

5. 대한골대사학회, 《골다공증》, 대한골대사학회, (2017)

6. Kim W.J. et al., *J Urol*. 185(6):2366-75 (2011)

7. Yoon H., et al., *J Dent Res*. (2021)

8. Bae H.S. et al., *J Bone Miner Res*. 32(5):951-961 (2017)

9. Johnson NE, Qiu XL, Gautz LD, Ross E. *Food Chem Toxicol*. 33(4):265-71 (1995)

건강을 위한 신의 선물 비타민 B₃

암 예방 치료 효능이 입증된 비타민 B₃의 가이드북

초판 펴낸 날 2023년 12월 08일
2쇄 펴낸 날 2024년 07월 02일

저 자 배석철 · 나도선 · 최제용 · 류현모 · 배근영

펴낸곳 오엘북스
펴낸이 옥두석

편집장 이선미 **| 책임편집** 임혜지
디자인 이호진

출판등록 2020년 1월 7일(제2020-000115호)
주소 경기도 고양시 일산동구 중앙로 1055 레이크하임 206호
전화 031. 906-2647 **| 팩스** 031. 912-6643
홈페이지 https://blog.naver.com/olbooks
이메일 olbooks@daum.net

ISBN 979-11-984159-6-7 03510

임상시험으로 암치료/예방 효능이 입증된

아미나엑스정

(니코틴산아미드)

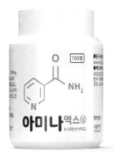

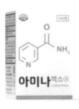